フローチャート＋アトラスでわかる

肛門疾患の診かた

著

鈴木　紳祐

藤沢湘南台病院 副理事長／大腸肛門病 AELIC センター副センター長

松島小百合

松島病院 大腸肛門病センター 理事・外来部門長（外科）

酒井　　悠

松島病院 大腸肛門病センター 医局長

MEDICAL VIEW

本書では，厳密な指示・副作用・投薬スケジュール等について記載されていますが，これらは変更される可能性があります。本書で言及されている薬品については，製品に添付されている製造者による情報を十分にご参照ください。

How to diagnose anal diseases
(ISBN 978-4-7583-2390-1 C3047)

Authors：SUZUKI Shinsuke
MATSUSHIMA Sayuri
SAKAI Yu

2025.3.3 1st ed

Medical View Co., Ltd.
2-30 Ichigaya-hommuracho, Shinjuku-ku, Tokyo 162-0845, Japan
E-mail ed@medicalview.co.jp

推薦の序

『フローチャート＋アトラスでわかる　肛門疾患の診かた』の最大の特徴は，症状から最も考えられる病態を把握できることであろう。問診内容から診察前にいくつかの病名を想定でき，診察で確認する流れを作ることができる。もちろん想定と異なる場合もあるが，その場合にはアトラスを参照できることも本書の特徴である。

アトラス部分は見開きページでまとめられており，診療の途中でも理解しやすくなっている。また，アトラスでは日常診療でよくみかける病気をはじめとして，専門病院でなければなかなか遭遇しないものも網羅されている。さらには，診察の注意事項なども簡潔にまとめられている。

本書は肛門疾患を学ぼうとする医師にとってのgatewayとなる良書である。診察室の脇に置いていただいて日常診療の助けとなれば幸いである。

2025年1月

松島病院大腸肛門病センター 常任理事 院長
聖マリアンナ医科大学消化器・一般外科 名誉教授
宮島　伸宜

序　文

皆さんこんにちは！！　肛門疾患は，患者さんにとってデリケートな問題であり，医療者としても診療時に難しさを感じることがある分野です。本書では，肛門疾患に関する基礎知識をわかりやすくまとめ，診療の現場で役立つ診断のポイントを網羅しました。皆さんが，適切な肛門診療を行う手助けになれば幸いです。

鈴木紳祐

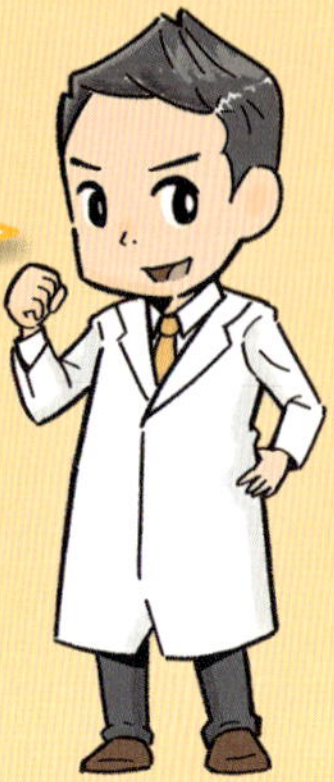

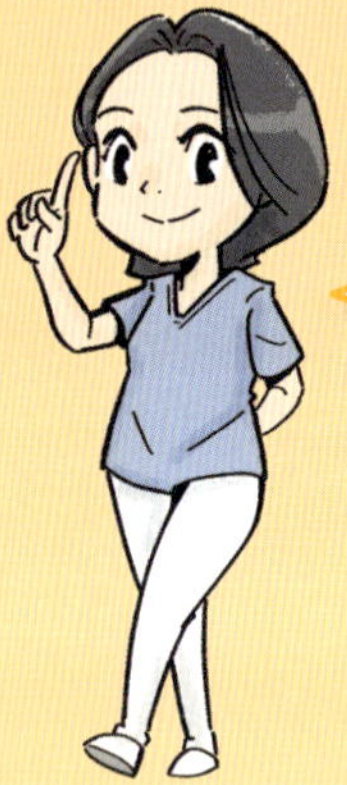

「おしりから何か出ているのです」と患者様から言われたとき，それが痔核なのか直腸脱なのか，はたまた別の疾患なのか…。この本にはその答えがあります。

これはなんだ…？　と思ったとき，本書を手に取っていただくことで，診療の一助になることを願っています。

松島小百合

肛門診療は難しいと感じることもありますが，知れば知るほど奥深く，やりがいのある分野です。肛門疾患は経験する機会が少ないと，どうしても苦手意識を持ちがちですが，本書がそんな不安を和らげ，肛門診療の第一歩を踏み出す助けになれば幸いです。

酒井　悠

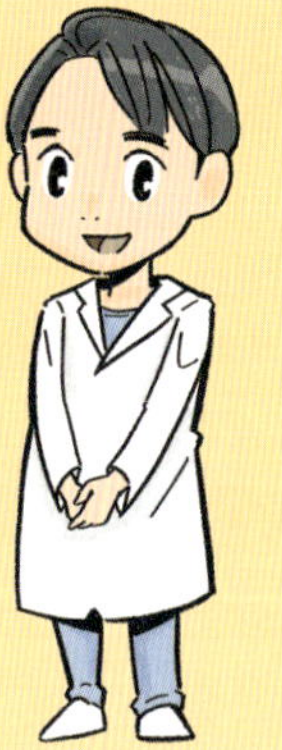

authors

鈴木　紳祐

藤沢湘南台病院 副理事長/大腸肛門病 AELIC センター副センター長

2007 年 浜松医科大学医学部 卒業
2013 年 横浜市立大学大学院 修了（医学博士 取得）
2020 年 早稲田大学経営管理研究科 卒業（経営学修士 取得）
2020 年 藤沢湘南台病院 副理事長・副院長
資格：日本外科学会外科専門医，日本消化器外科学会消化器外科専門医，日本大腸肛門病学会大腸肛門病専門医，日本消化器病学会消化器病専門医，日本消化器内視鏡学会消化器内視鏡専門医，ロボット支援手術プロクター（大腸）

松島小百合

松島病院 大腸肛門病センター 理事・外来部門長（外科）

2014 年 北里大学医学部 卒業
2014 年 横浜市立市民病院 初期臨床研修医
2016 年 横浜市立市民病院 後期臨床研修医 消化器外科
2019 年 医療法人恵仁会松島病院
資格：日本外科学会外科専門医，日本大腸肛門病学会大腸肛門病専門医

酒井　悠

松島病院 大腸肛門病センター 医局長

2013 年 慶應義塾大学医学部 卒業
2013 年 横浜市立市民病院 初期臨床研修医
2015 年 横浜市立市民病院 耳鼻咽喉科
2018 年 新百合ヶ丘総合病院 耳鼻咽喉科
2019 年 東邦大学医療センター大森病院 一般・消化器外科
2022 年 医療法人恵仁会松島病院
資格：日本外科学会外科専門医

contents

Ⅰ おしりの基本知識

Ⅱ 疾患解説

診療のワンポイントアドバイス

本書の症例写真は松島病院より数多くご提供いただきました。

I　おしりの基本知識

おしり（直腸～肛門）の解剖

酒井　悠

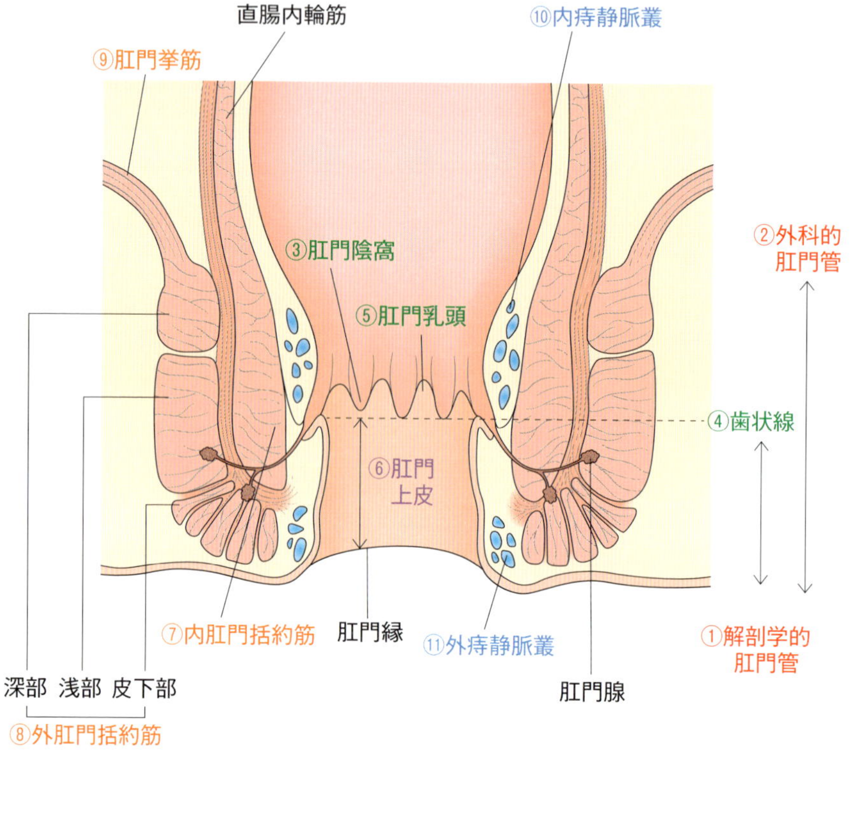

肛門管

肛門は内胚葉と外胚葉の接合部で，歯状線より口側は内胚葉由来，肛門側は外胚葉由来。

①**解剖学的肛門管**：肛門縁から歯状線まで。

②**外科的肛門管**：肛門縁から恥骨直腸筋の付着部上縁まで。臨床上，肛門管はこちらを指すことが多い。

肛門陰窩，肛門腺，歯状線

③**肛門陰窩**：肛門縁から２cm程度口側の小さい窪みで，肛門腺の開口部。肛門陰窩から細菌が侵入し，肛門腺に感染を起こすと，直腸肛門周囲膿瘍(p.46)となる。

④**歯状線**：肛門陰窩を繋いだ線。

⑤**肛門乳頭**：肛門陰窩の間の膨らみ。裂肛などの刺激で肥大したものが肛門ポリープ(p.40)。

肛門管の上皮

⑥**肛門上皮**：肛門縁から歯状線まで。毛囊，皮脂腺，汗腺などの皮膚付属器を欠いた重層扁平上皮。裂肛(p.36)はこの部分に生じる。

移行帯上皮：歯状線から口側１cm程度。肛門上皮と直腸粘膜が移行する部分。

直腸円柱上皮(直腸粘膜)：移行帯上皮より口側。

歯状線より肛門縁側は痛覚があるが，歯状線より口側は痛覚がない。

肛門管を構成する筋肉

⑦**内肛門括約筋**：直腸の内輪筋から連続する平滑筋。自律神経支配で通常収縮した状態にあり，安静時の肛門管閉鎖に関与している。

⑧**外肛門括約筋**：内肛門括約筋の外側を取り囲む横紋筋で体性神経支配の随意筋。深部，浅部，皮下部に分かれる。

⑨**肛門挙筋**：骨盤底部を形成する筋群。恥骨直腸筋，腸骨尾骨筋，恥骨尾骨筋の３つで構成されている。恥骨直腸筋は恥骨の骨盤面から生じ，左右からＵ字型に直腸を取り囲み，直腸を前方に牽引することによって肛門直腸角の形成に関わっている。直腸肛門指診では，弾力性のある筋係蹄として触知する。

静脈叢

歯状線の口側に⑩**内痔静脈叢**，肛門縁付近に⑪**外痔静脈叢**がある。これらの静脈叢と周囲の結合組織からなる柔らかい組織(肛門クッション)が病的に増大したものが痔核(p.28，32)である。

症状のフローチャート

鈴木紳祐

①肛門痛あり（A→D の順に確認）

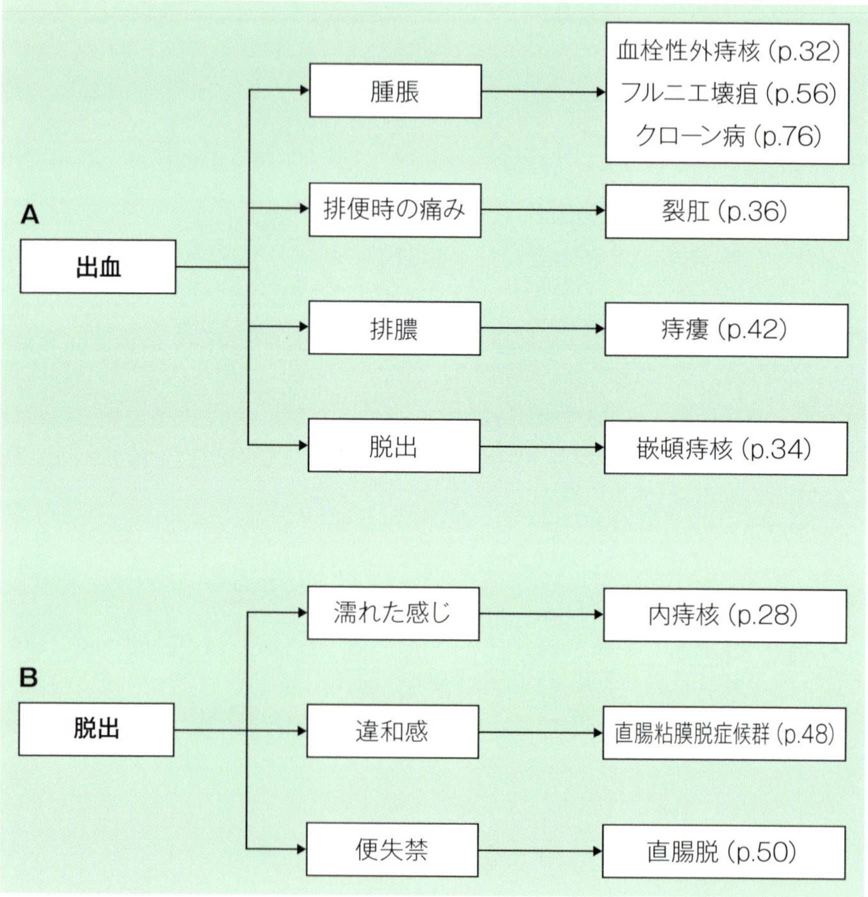

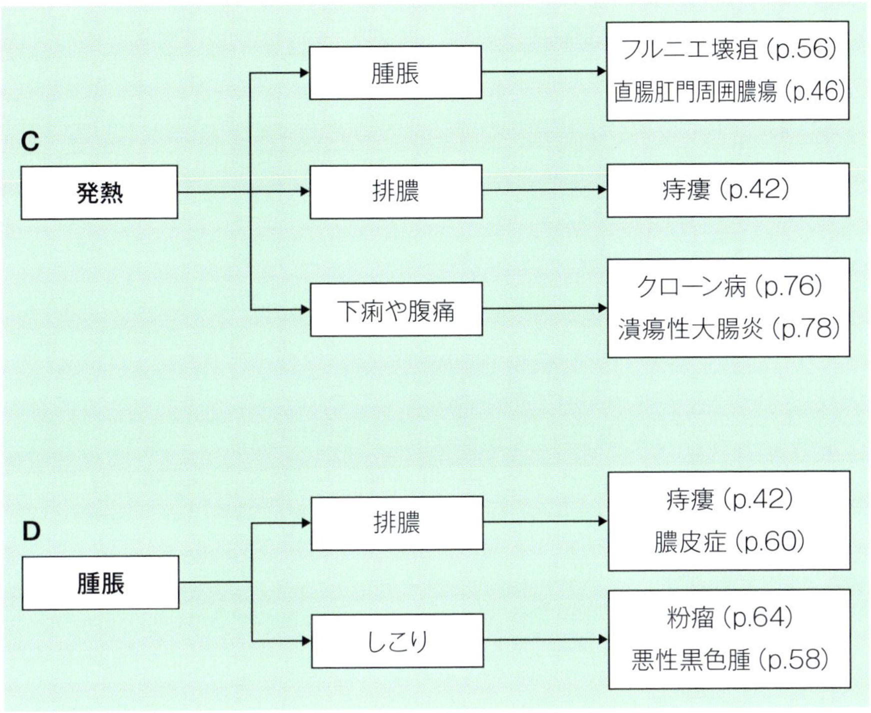
C
発熱
腫脹
排膿
下痢や腹痛
フルニエ壊疽（p.56）
直腸肛門周囲膿瘍（p.46）
痔瘻（p.42）
クローン病（p.76）
潰瘍性大腸炎（p.78）
D
腫脹
排膿
しこり
痔瘻（p.42）
膿皮症（p.60）
粉瘤（p.64）
悪性黒色腫（p.58）

②肛門痛なし＋出血あり

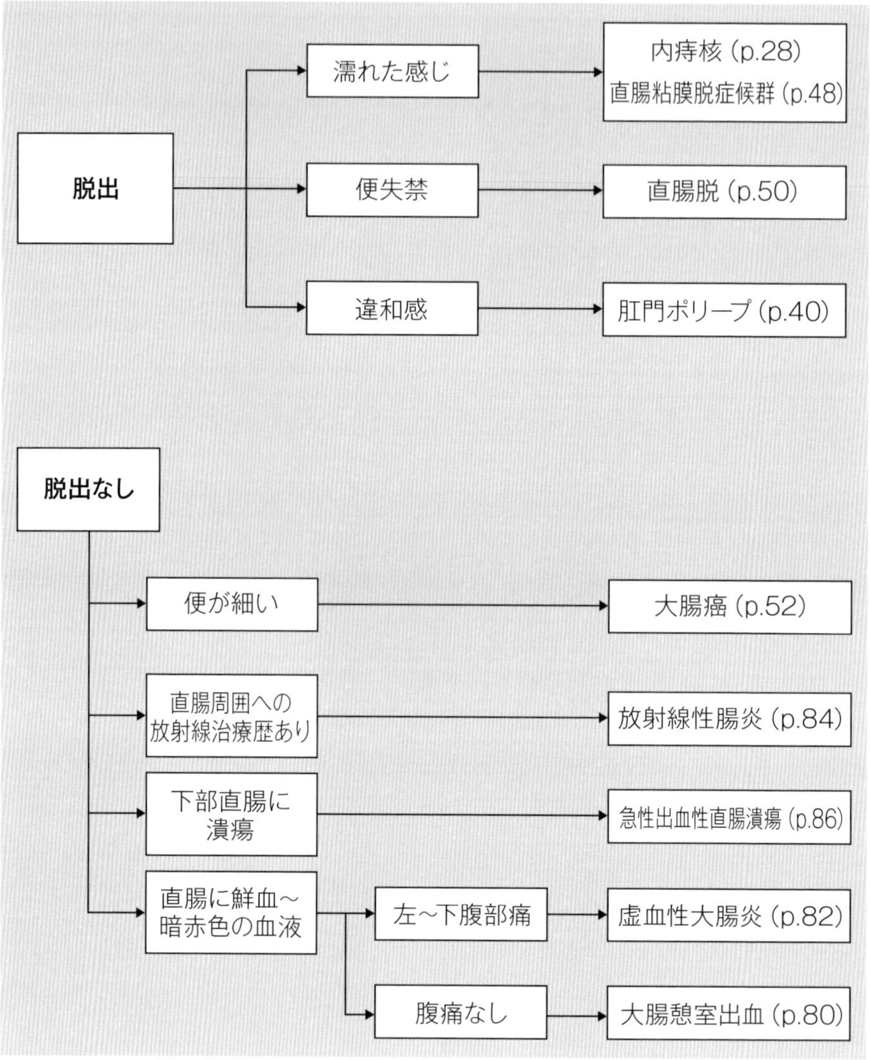
脱出
濡れた感じ
内痔核（p.28）
直腸粘膜脱症候群（p.48）
便失禁
直腸脱（p.50）
違和感
肛門ポリープ（p.40）
脱出なし
便が細い
大腸癌（p.52）
直腸周囲への
放射線治療歴あり
放射線性腸炎（p.84）
下部直腸に
潰瘍
急性出血性直腸潰瘍（p.86）
直腸に鮮血～
暗赤色の血液
左～下腹部痛
虚血性大腸炎（p.82）
腹痛なし
大腸憩室出血（p.80）

③肛門痛なし＋出血なし

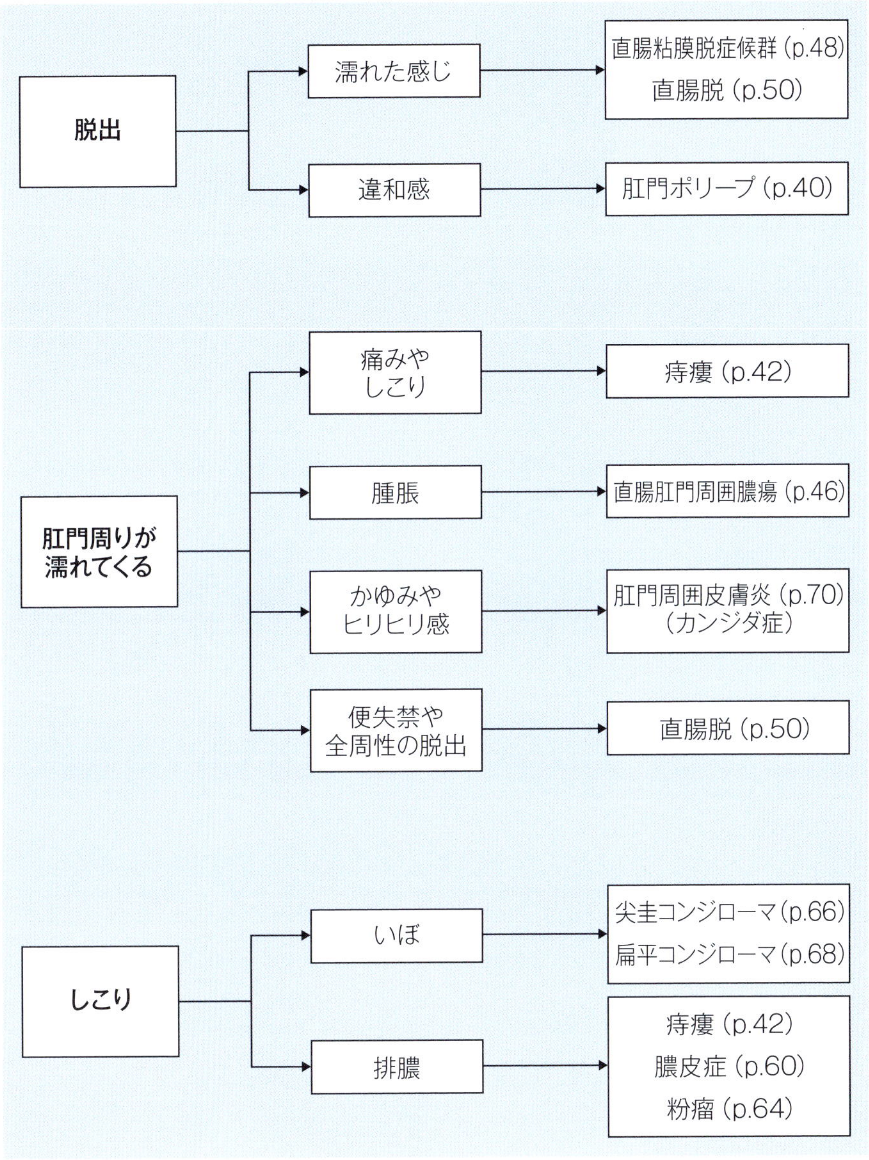
脱出
濡れた感じ
直腸粘膜脱症候群（p.48）
直腸脱（p.50）
違和感
肛門ポリープ（p.40）
肛門周りが濡れてくる
痛みやしこり
痔瘻（p.42）
腫脹
直腸肛門周囲膿瘍（p.46）
かゆみやヒリヒリ感
肛門周囲皮膚炎（p.70）（カンジダ症）
便失禁や全周性の脱出
直腸脱（p.50）
しこり
いぼ
尖圭コンジローマ（p.66）
扁平コンジローマ（p.68）
排膿
痔瘻（p.42）
膿皮症（p.60）
粉瘤（p.64）

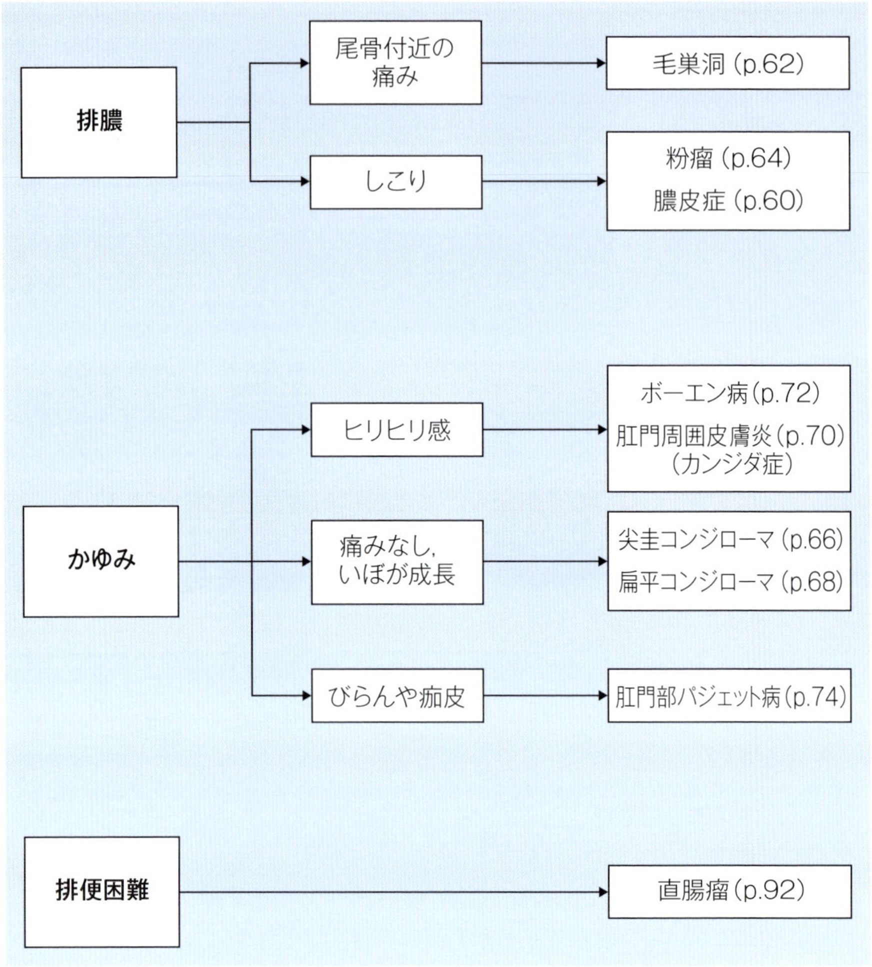
排膿
尾骨付近の痛み
毛巣洞（p.62）
しこり
粉瘤（p.64）
膿皮症（p.60）
かゆみ
ヒリヒリ感
ボーエン病（p.72）
肛門周囲皮膚炎（p.70）（カンジダ症）
痛みなし，いぼが成長
尖圭コンジローマ（p.66）
扁平コンジローマ（p.68）
びらんや痂皮
肛門部パジェット病（p.74）
排便困難
直腸瘤（p.92）

見た目のフローチャート

鈴木紳祐

I おしりの基本知識

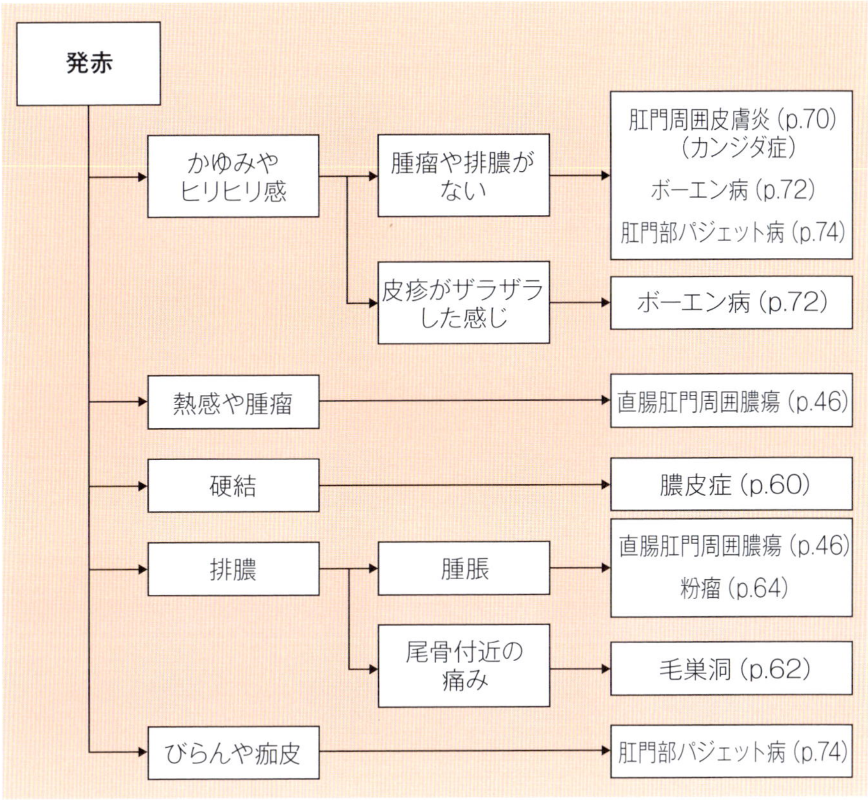

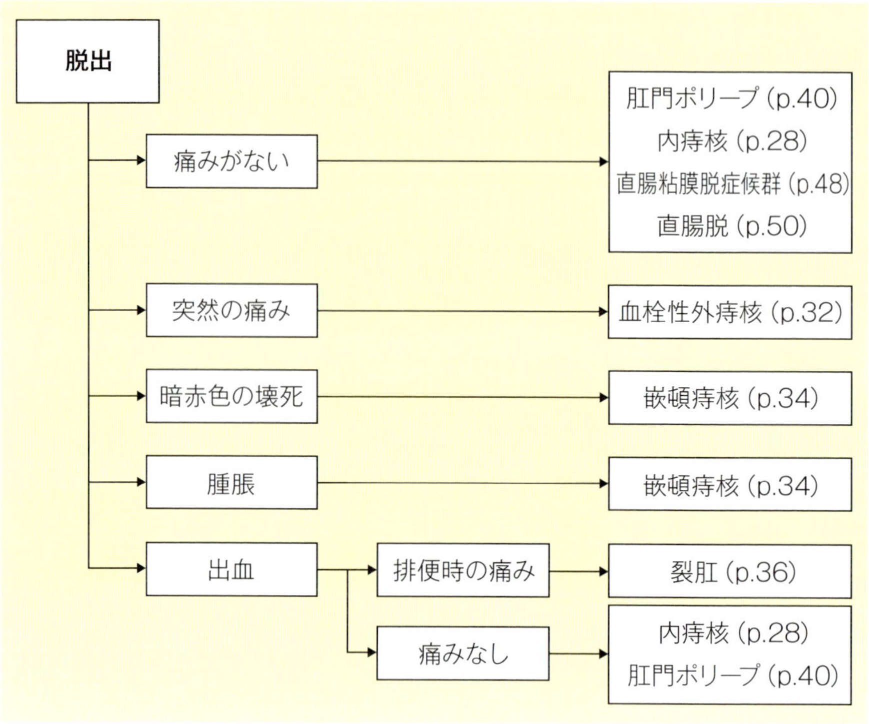
脱出
痛みがない
肛門ポリープ（p.40）
内痔核（p.28）
直腸粘膜脱症候群（p.48）
直腸脱（p.50）
突然の痛み
血栓性外痔核（p.32）
暗赤色の壊死
嵌頓痔核（p.34）
腫脹
嵌頓痔核（p.34）
出血
排便時の痛み
裂肛（p.36）
痛みなし
内痔核（p.28）
肛門ポリープ（p.40）

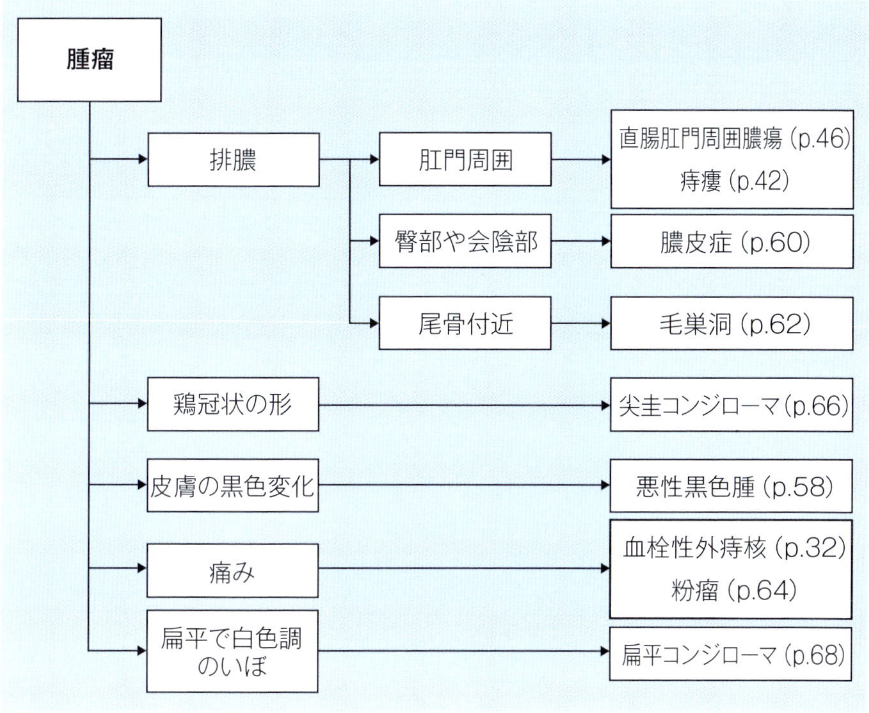
腫瘤
排膿
肛門周囲
直腸肛門周囲膿瘍（p.46）
痔瘻（p.42）
臀部や会陰部
膿皮症（p.60）
尾骨付近
毛巣洞（p.62）
鶏冠状の形
尖圭コンジローマ（p.66）
皮膚の黒色変化
悪性黒色腫（p.58）
痛み
血栓性外痔核（p.32）
粉瘤（p.64）
扁平で白色調のいぼ
扁平コンジローマ（p.68）

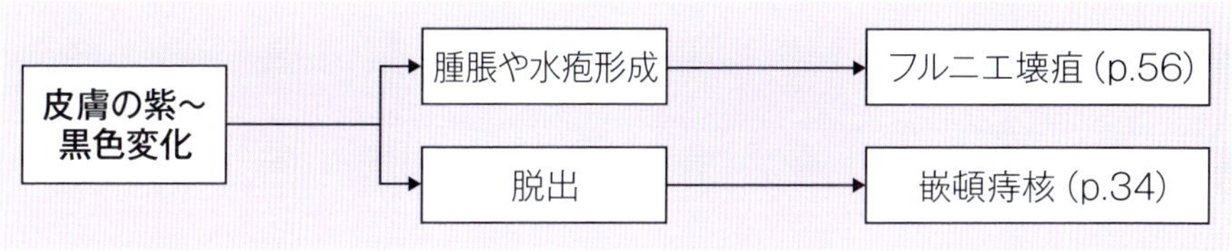
皮膚の紫～黒色変化
腫脹や水疱形成
フルニエ壊疽（p.56）
脱出
嵌頓痔核（p.34）

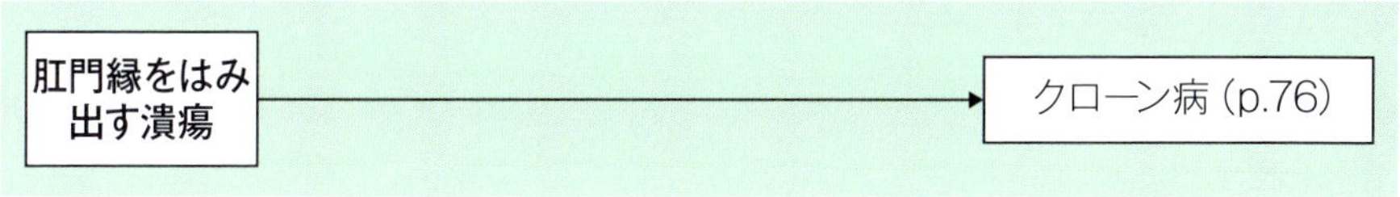
肛門縁をはみ出す潰瘍
クローン病（p.76）

肛門診察あるある

鈴木紳祐

肛門の診察をすると出くわす「あるある」について，わかりやすく解説する。

患者の恥ずかしがり方あるある

「初めての肛門診察，緊張するのはみんな同じ！」

肛門の診察は，多くの人にとって気が進まないものである。初めて診察を受ける患者は，特に緊張し，どうしても恥ずかしさを隠せないことがよくある。「こんなところを見せるのは恥ずかしいです……」という声，肛門科の医師として何度も耳にしている。実際のところ，われわれは毎日多くの患者を診察しているため，特に気にしていないのだが，自分が肛門の手術を受けた際は“えらく恥ずかしかったです”。

このように恥ずかしがる患者には，診察の前に丁寧な説明を行い，安心して診察を受けてもらえるようにすることが肝心である。

診察姿勢の話あるある

「え，こんな姿勢でいいんですか??」

肛門診察の姿勢は，なかなか慣れないものである。診察台に上がると，「こうすればいいですか？」と，変な体勢をとってしまう患者も珍しくない。医師側からすると，正しい姿勢は診察をスムーズに行うために重要だが，患者にとっては少々難しいようだ。

実際のところ，診察時に大切なのは，患者がリラックスし，身体を無理なく支えられる姿勢をとることである。体勢のイラストを見せながら丁寧に指示することで，診察もスムーズに進む。「ちょっと恥ずかしいかもしれませんが，この姿勢が一番です！」と，気軽に説明できるとなおよいだろう。

逆に，診察に協力的で突然下半身丸出しになる患者がいらっしゃるが，そこまで出す必要はないので，「服は脱がなくても大丈夫ですよ」と伝えてあげましょう。

診察前の自己申告あるある

「先生，昨日お酒を飲んでしまって……」

肛門の診察に限らず，診察の前に患者から余計な説明をされること，ありますよね。「先ほど，肛門に軟膏を注入してきちゃいました」「昨日は唐辛子をたくさん摂っちゃいました」など，医師からすると「あ，そうなんですね」程度のことも，患者にとっては重要な情報のようである。

これらの自己申告は，実は患者が診察を受ける際の不安や緊張の表れでもある。こうした情報は，実際の診察にはあまり関係ない場合も多いが，患者の安心感につながるので，しっかり耳を傾けることが大切だ。

「大丈夫ですよ，しっかり診ますから安心してください！」と，軽いトーンで返してあげると，患者の緊張がほぐれるかもしれませんね。

医師の「実はこっちも大変」あるある

「肛門診察，技術がいるんです！」

肛門診察は，患者にとっても大変だが，実は医師側も一苦労している。診察する部位が狭く，奥まっていて暗く見えにくいため，患者の状態に応じてさまざまな工夫が必要だからである。

さらに，診察中のコミュニケーションも重要だ。患者が痛みや不快感を感じている場合，適切な言葉で安心させることが肝心である。「これから，ゼリーをつけて肛門を診察しますね」と声をかけながら，慎重に診察を進めるのがポイントだ。診察後に「思ったより大丈夫でした！」と言われると，ほっとする。

患者の痛みの表現あるある

「チクチク？　ズキズキ？　それって，どんな痛みですか？」

肛門の痛みを説明するのは難しいものである。患者が「チクチク」「ズキズキ」「ムズムズ」といった表現をすると，医師としても一瞬戸惑うことがある。痛みの感じ方は人それぞれだが，これらの言葉が何を意味しているのか，慎重に聞き取る必要がある。

ここで重要なのは，患者の言葉を正確に理解し，具体的な症状に結びつけることだ。

「チクチクするというのは，鋭い痛みですか？」「ズキズキというのは，我慢できないくらいの痛みですか？」というように質問を重ね，患者の表現を正確に読み取ることで，診断の精度が上がる。診察が進むと，だんだん患者も自分の痛みを説明しやすくなるため，初めは曖昧でも，丁寧に聞いてあげることが重要だ。

下剤の飲み方あるある

患者は排便習慣で困っていることが多く，下剤を処方してもこちらが思っているように飲んでくれないことが多々ある。例えば，下記のようなケースがある。

- 自己流のタイミング：本来は夜寝る前に飲む指示が出ているのに，「朝早く飲めばすぐ効くかも」と考えて朝飲んでしまうケース。
- 量を調整：「少し多めに飲んだほうが効く」と考えて倍量，場合によっては数倍の量を摂取してしまい，予想以上の効果が出て困ってしまうケース。
- 飲み忘れの埋め合わせ：「昨日飲み忘れたから，今日はその分多く飲もう」という自己判断で倍にしてしまい，予期せぬ副作用を招くケース。

痔核の押し戻し方あるある

脱出するような痔核（Goligher 分類Ⅲ度，p.30 参照）の診断基準である「手で押し戻しますか？」という質問を投げかけた際に，「そういうことはない」と答えられることがある。

その場合，痔核（Ⅱ度）の可能性もあるのだが，よくよく聞いてみると「紙をつっこんで戻す」「椅子に座って戻す」「しゃがんで踵を使って戻す」といった，さまざまな戻し方を披露されることがある。すべて痔核（Ⅲ度）になるため，「詳しい戻し方を聞いている」のではなくて，「脱出したままになるかどうか」を聞いていることを認識してもらう必要がある。

気になる場所が分からないあるある

肛門は，患者から見えない場所なので，病変がはっきりしない場合は診断に苦慮することがある。患者は，「あっち」「こっち」「そのへん」と表現するが，医療者がわからず，患者が待ちきれず素手で肛門を触り出したりする。そうすると，患者の手が不潔になり，その後周囲も汚れてしまう。

そうした場合は，患者に手袋を渡し，着用したうえで指さしてもらうとよいだろう。

実は違う！ 患者の訴える「～っぽい」

鈴木紳祐

臨床現場では，患者が自分の症状を表現する際に，「～っぽい」という言葉をよく使う。たとえば，「風邪っぽい」「痔っぽい」「お尻に“おでき”ができたっぽい」など。しかし，医師としての経験を積むにつれて，患者が訴える主訴が必ずしもそのまま臨床診断に結びつかないことが多いと気づかされる。

患者の主訴と臨床症状のズレ

患者が「～っぽい」と感じる理由には，自己診断の傾向や，過去の経験に基づく推測が影響している。しかし，これらの表現は，正確な医学的診断とは異なることが多く，医療従事者はその言葉の背景に潜む本当の症状や疾患を見極める必要がある。

①「風邪っぽい」と言って来院する患者

風邪は一般的な感染症であり，発熱，咳，鼻水などの症状が特徴的である。しかし，患者が「風邪っぽい」と言って来院した場合，必ずしも単なる風邪ではない可能性がある。例えば，インフルエンザや肺炎，さらにはCOVID-19の初期症状も風邪に似ていることがある。したがって，患者の訴えをそのまま受け取らず，詳細な問診，診察そして検査が不可欠である。

②「痔っぽい」と感じる肛門周囲の症状

肛門周囲の痛みや不快感を訴える患者は，「痔っぽい」と思い込むことが多い。しかし，実際には直腸肛門周囲膿瘍や痔瘻，さらには直腸癌など，より深刻な疾患が隠れている場合もある。痛みの性質や持続時間，そのほかの関連症状を丁寧に確認することで，適切な診断と治療を行うことができる。

③「お尻におできができたっぽい」と感じる肛門周囲の症状

肛門周囲のおできを訴える患者は，「できものができた」「何か飛び出てきた」と表現することがある。実際に，尖圭コンジローマや粉瘤のようにできものができていることがある。一方で，直腸脱や血栓性外痔核のようにもともと存在していた疾患の症状が増悪し自覚するようになった場合もある。問診で臨床経過や症状を詳しく聞き，さらに必要に応じて画像診断や血液検査を行うことで，その病態を見逃さないことが重要である。

臨床医としてのアプローチ

患者が「～っぽい」と表現する際には，まずその言葉が何を意味するのかを理解し，背景にある可能性のある疾患を広く考慮することが求められる。

特に，肛門は患者が直に観察することが難しい場所である。さらに，直腸脱や肛門ポリープのようにタイミングによっては観察することが難しい疾患もある。そのため，患者の言葉をそのまま受け入れるだけでなく，的確な問診と診察を通じて，真の原因を明らかにすることが重要だ。これにより，診断の精度が高まり，適切な治療につながる。

肛門疾患は，専門医であれば問診と診察でほとんどの疾患を判断することができる。そのため，臨床の現場で判断がつかない肛門の症状があれば，専門医にコンサルトしてみるのもよい手段である。

注意すべき患者

酒井　悠

高齢者や免疫力が低下している患者

高齢者，糖尿病患者，担癌患者，ステロイドや免疫抑制薬を使用している患者は，**肛門周囲膿瘍などの感染症**が重症化しやすく，また処置後の創治癒遷延や創感染のリスクが高くなるので注意する。

疼痛が強い患者

肛門疾患のなかには強い疼痛をきたす疾患が多く，**嵌頓痔核，血栓性外痔核，裂肛，直腸肛門周囲膿瘍，肛門管癌**などが挙げられる。視診のみで容易に診断がつく疾患もあるが，疼痛が強い場合は指診や肛門鏡診察，経肛門超音波検査などが施行できず，専門医でも外来診察のみでは診断に苦慮することがある。その場合は腰椎麻酔下での診察を行うようにしている。

緊急性がある疾患や重篤な疾患の可能性もあるので，坐薬や軟膏で経過観察したりせず，速やかに専門医にコンサルトすることが望ましい。

出血量が多い患者

痔核，憩室出血，虚血性腸炎，潰瘍性大腸炎，直腸癌，直腸潰瘍などは出血量が多く，緊急の対応が必要なこともある。問診や診察で出血量を確認し，バイタルサインの異常や貧血の有無に注意する。痔核の出血は慢性的な経過なので，貧血の自覚症状に乏しく，ヘモグロビン値が 5 g/dL を下回るような症例も認める。

長期間症状が改善しない患者

ある疾患を疑って保存的加療を施行するも，改善を認めない場合は，診断が間違っている可能性があるので注意する。具体的には，「嵌頓痔核や血栓性外痔核を疑ったが，肛門管癌や悪性黒色腫であった」，「皮膚炎を疑ったが，肛門部パジェット病やボーエン病であった」という症例がある。

そのため，初診で診断し，治療を開始した場合は，2～3週間以内に再度診察し，症状の変化を確認するようにする。

性感染症のある患者

直腸肛門部は性感染症も多く，**尖圭コンジローマ，性器ヘルペス，梅毒，クラミジア直腸炎**などがある。これらはほかの性感染症（HIVも含む）を合併することがあるので注意が必要である。見た目から診断が容易な疾患もあるが，非特異的な所見を呈する疾患（梅毒による肛門潰瘍など）もあるので，性感染症の可能性を念頭において診療することが重要である。

放射線治療歴のある患者

直腸肛門領域，泌尿器科領域，婦人科領域に対する放射線治療歴を確認する。

放射線照射部位は慢性的な血流障害を起こしているため，一見正常に見えても，治療や検査の侵襲により重篤な合併症をきたす可能性がある。痔核の根治手術や注射療法，直腸粘膜生検，アルゴンプラズマ凝固止血術などが契機で尿道直腸瘻をきたたしたという報告がある。

急な排便習慣の変化がある患者

見逃してはいけない疾患として，癌による閉塞に伴う排便回数の減少や便秘，溢流（閉塞した腸管の隙間から水様便が漏れ出る）による下痢，クローン病や潰瘍性大腸炎による下痢などが挙げられる。腹部症状の有無や大腸内視鏡検査の施行歴など確認し，必要な検査を行う。

小児，妊婦

使用できる薬剤の制限や，被曝を伴う検査を避ける必要がある。小児特有の病態として**乳児痔瘻**があり，肛門周囲膿瘍を繰り返すことがあるが，多くの場合1歳までに自然軽快する。逆に1歳以降で繰り返す場合や肛門に特徴的な所見がある場合は，**クローン病**の可能性を念頭におく。妊娠中は便秘傾向になるため，痔核，裂肛などは増悪しやすい。産後落ち着くまでは保存加療が基本で，排便コントロール（生活習慣指導や薬剤）や軟膏・坐薬で対応する。

肛門鏡の使いかた，診かた

松島小百合

診察時の体位とコツ

痛みがあると患者は無意識に肛門を締めてしまうため，十分な観察ができなくなる。そのため，できるだけ痛みがないよう診察することが最も重要である。

患者に排便をするときと同じように息んでもらうと肛門管が開き，その状態で指・器械（肛門鏡・直腸鏡）を挿入することで診察しやすくなる。息むことが難しく肛門管が開かない場合には，挿入する指や器械側に肛門を突き出すよう指示すると，肛門が締まりにくい。

体位は側臥位で膝を抱えるような体勢で診察を行う（**図 1**）。

図 1 診察時の体位

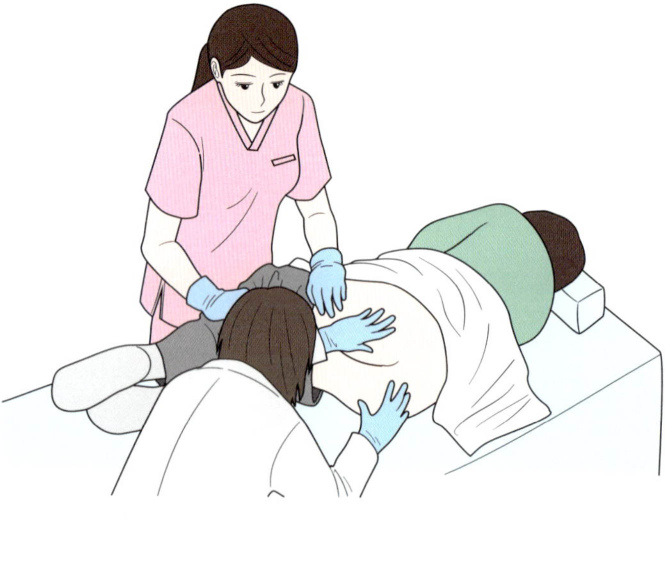

視診・肛門周囲皮膚の触診

まずは肛門周囲の皮膚を観察する。肛門外のかゆみや痛みを訴える患者は肛門周囲皮膚炎や，肛門の洗いすぎ・拭きすぎによる擦過傷が観察されることもあり，皮膚の皺を愛護的に伸ばしてよく観察する。痔瘻の指診は痔瘻の項(p.42)を参照。

指診・直腸診

肛門から直腸に示指を挿入し触診する。示指と拇指で肛門を挟み込むようにして双指診をすると，痔瘻・肛門周囲膿瘍による硬結は触診しやすい(**図 2**)。

図2 双指診

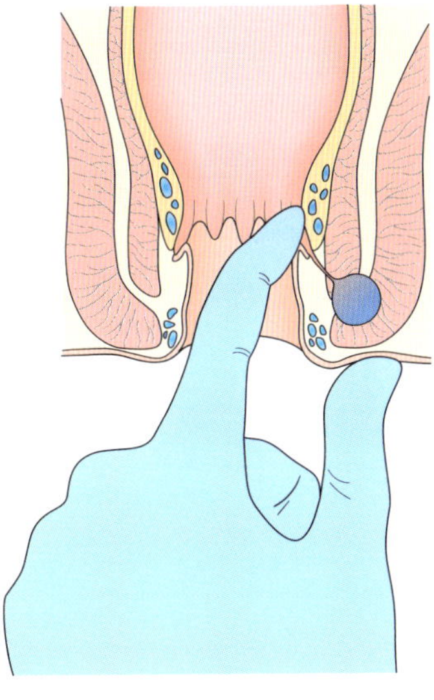

肛門鏡の挿入(ストランゲ型・筒形)(図3)

肛門鏡はストランゲ型(二枚貝式)と筒形に分けられる。

ストランゲ型は肛門縁に近い病変(裂肛など)を観察したり，Grade Ⅲ以上の大きな痔核組織を肛門管から引き出して観察するのに有用である。肛門狭窄のある症例でもストランゲ型であればある程度診察が可能だが，慣れるまで使いづらい。

筒形はストランゲ型よりも肛門奥まで観察することができ，初心者でも扱いやすい。筒形肛門鏡の太さによっては，肛門狭窄や強い痛みのある症例には向かないが，確実に視野を確保するには有用である。

図3 肛門鏡

a：ストランゲ型(二枚貝式)

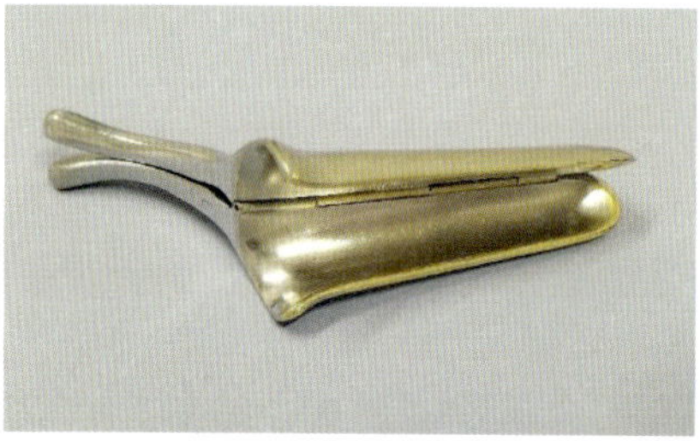

b：筒形

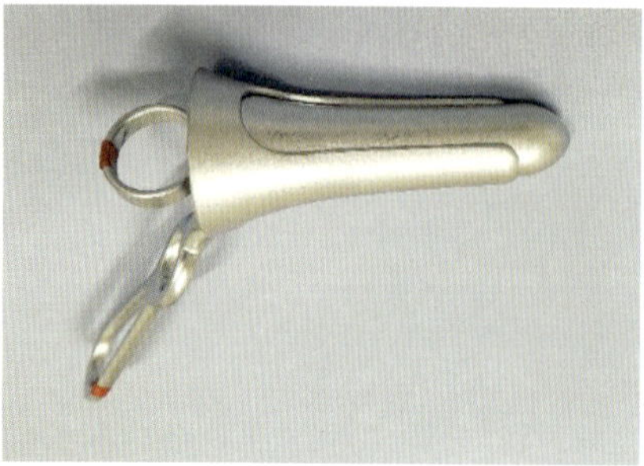

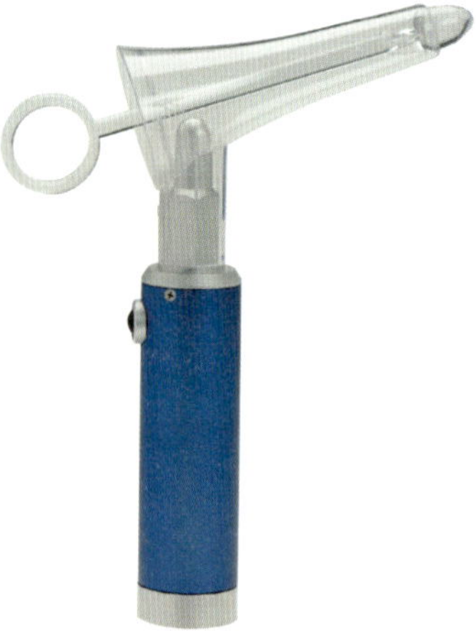

(提供：ユフ精器株式会社)

直腸鏡の挿入（図 4）

直腸 Rb までの観察が可能である。肛門からの出血を訴える場合には，狭窄がなければ積極的に直腸鏡を使用して下部消化管出血を除外する。透明な直腸鏡であれば全周に肛門を観察することができ，狭窄や強い痛みがない症例であれば有用である。

図 4 直腸鏡

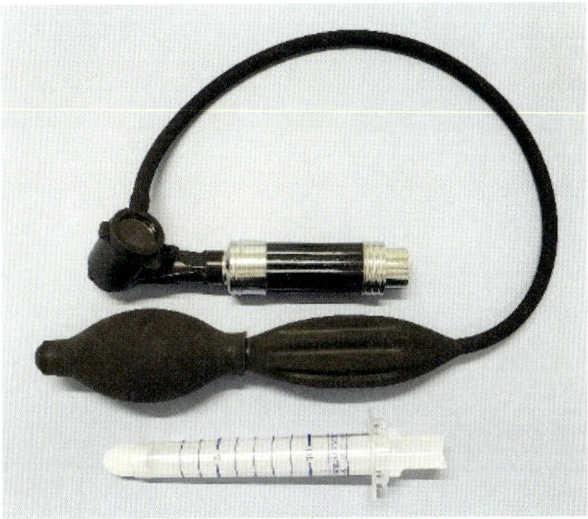

診療のワンポイントアドバイス

在宅の現場でおしりをスムーズかつスマートに診察するには？

鈴木紳祐

在宅診療において肛門周囲の診察を行うことは，患者にとって心理的ハードルが高いだけでなく，医療者にとっても環境整備やコミュニケーションに工夫が必要な場面です。診察の準備から家族との連携，注意すべき臨床所見まで，在宅診療で肛門診察を行う際の対処法について具体的なポイントをまとめます。

1 診察の準備（物品など）

肛門診察を在宅で行う際には，病院や診療所とは異なる環境のため，必要な物品を準備しておくことが重要です。以下の物品を持参することで，スムーズな診察が行えます。

□	手袋・潤滑剤	感染予防と患者の快適性を確保するための必須アイテムです。
□	ペーパータオル	診察後に肛門についた潤滑剤を拭います。
□	診察用シーツや使い捨てカバー	清潔な診察環境を整え，終了後の片付けも容易にします。
□	簡易ライトやペンライト	診察時に視野を確保するために有用です。
□	肛門鏡	ライト付きのものがあれば，ペンライトが不要で便利です。

さらに，診察体位を整えたり，肛門以外を隠すためにバスタオルを持参することも役立ちます。

2 診察の場所

在宅診療では，診察を行う場所や姿勢に工夫が必要です。患者の状態に合わせて，最適な環境を整えましょう。

[ベッドサイドでの診察]	最も一般的ですが，患者の体勢によって視野が制限されることもあるため，可能であれば横臥位をとれるよう調整します。
[リビングなどの床での診察]	床での診察は床の性状や患者の体格によっては痛みを伴うので，マットや厚手のバスタオルを敷くことをお勧めします。

診察場所が患者にとって負担の少ない環境であるかを常に確認し，周囲から見えにくくする配慮が必要です。

3 患者とのコミュニケーション

診察前に患者に適切な説明を行い，信頼関係を築くことが非常に重要です。そのため，以下のポイントに注意しましょう。

[診察の目的を明確に伝える]	「この診察は，痛みや腫れの原因を特定するために行います」と具体的に説明することで，不安を和らげることができます。
[プライバシーの配慮]	カーテンやブランケットを使用し，必要以上に露出しないよう注意します。患者が自分で覆いを整えられる場合には，その操作も自ら行わせるとよいでしょう。
[中断のサインを事前に確認する]	診察中に患者が不快感を覚えた際には，「手を挙げる」「声を出す」などのサインを確認し，いつでも診察を止められることを伝えておきます。

これらの対策により，患者は診察に同意しやすくなり，安心感を持って臨むことができます。

4 家族とのコミュニケーション

在宅診療では，家族の存在が重要な役割を果たします。家族が診察に立ち会うかどうかはケースバイケースですが，以下の点を意識することで家族との良好な関係を築けます。

[診察の必要性を説明]	家族には「なぜこの診察が必要なのか」を理解してもらうことが重要です。例えば，「肛門周囲の炎症が疑われるため，膿瘍や裂肛がないか確認する必要があります」と具体的に伝えます。

［同席の可否を確認］	家族が診察に立ち会う場合には，患者のプライバシーをどう確保するかも考慮します。患者が希望されなかったり，同席が望ましくない場合は，家族に別室で待機してもらうようにお願いし，診察終了後に結果を報告することも選択肢です。一方で，患者が希望する場合は，家族に同席してもらいましょう。

特に，患者と医師・看護師が異性の場合，できるだけ同席していただくのがよいでしょう。家族と適切にコミュニケーションを取ることで，診察が円滑に進むだけでなく，家族が今後のケアに参加しやすくなります。

5 注意すべき臨床初見

在宅診療で肛門周囲を診察する際は，病院とは異なる視点をもって臨む必要があります。その場で詳細な検査ができないため，以下の臨床所見には特に注意を払い，必要があれば専門医に受診するようにしましょう。

［直腸・肛門周囲の発赤や腫脹］	これは初期の膿瘍形成を示す可能性があり，速やかな対処が必要です。
［肛門周囲の粘液の付着］	直腸癌が原因となることがあり，直腸診が必要です。また，直腸脱で直腸粘膜が脱出することで粘液が付着することもあります。肛門括約筋機能不全で便失禁をきたしている可能性もあります。これらすべて加療の適応です。
［肛門周囲の硬結やしこり］	特に痔瘻や悪性腫瘍の疑いがある場合は，専門医への早期紹介を検討します。

これらの所見を見逃さず，患者の QOL を向上させるための適切な診察・ケアを提供しましょう。

6 まとめ

在宅診療で肛門診察を行うことは，患者にとっても家族にとっても敏感な問題です。しかし，診察前後のコミュニケーション，準備，そして環境整備を工夫することで，患者が安心して受けられる医療を提供することができます。

最も重要なのは，患者のプライバシーと尊厳を守りながら，病態を正確に評価することです。このアプローチが，信頼関係を築き，患者と家族の満足度を高める一助となるでしょう。そして加療が必要な疾患の可能性があれば，一度専門医を受診するよう勧めましょう。

Ⅱ 疾患解説

内痔核（いぼ痔）

松島小百合

この症状があったら疑う！

主　訴 排便時・歩いているとき・力仕事をしたときに脱出する
排便時にポタポタ～便器が真っ赤になる出血がある

見た目 脱出したGrade Ⅲ～Ⅳの痔核はピンク～赤い粘膜が外側に見える

特徴

- 排便時間が長く，強く息むことや排便障害が原因となる。
- 突然の症状ではなく，長い経過を経て徐々に症状が増悪する。
- 脱出や出血を主訴に来院することが多い。
- 腫れると痛みがあったり，脱出する痔核からの粘液で下着が汚れたり，肛門周囲の皮膚がかゆいと訴えることもある。

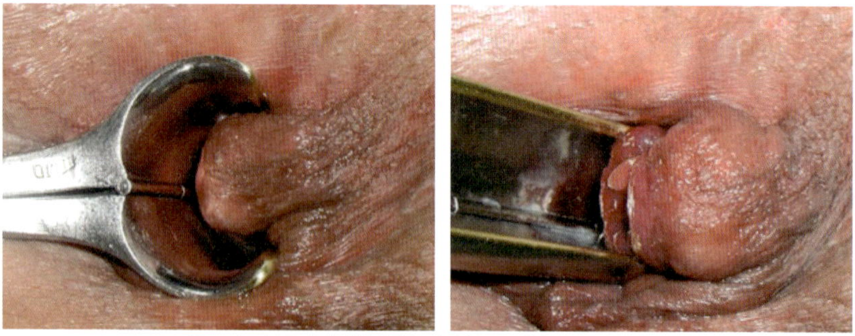

Grade Ⅲの痔核が肛門鏡の観察にて脱出してくる様子

▷アトラス p.120

原因

排便習慣：慢性便秘や下痢，過敏性腸症候群などを背景に，排便で強く息む時間が長く，徐々に内痔静脈叢の拡張や肛門上皮のたるみが増大することで発症する。

生活習慣：長時間の坐位や力仕事で症状が悪化することがある。

問診・診察のポイント

症状：

- 脱出が自然に戻るか，指やトイレットペーパーで押し込むか，戻らないか
- 出血の程度(頻度，期間)

排便習慣：排便回数・便性状・排便時間など

大きさの確認：大きさの判別にはGoligher分類が用いられる(p.30)。

鑑別診断

悪性腫瘍(直腸癌・肛門管癌)：上皮や粘膜が不整で，硬く，出血や疼痛を伴う。内痔核は血栓形成や嵌頓状態でなければ疼痛や硬さはない。

直腸粘膜脱症候群(p.48)：痔核は肛門上皮(茶色～ピンク)の脱出だが，直腸粘膜脱は赤い直腸粘膜が一部脱出している。

直腸脱(p.50)：直腸粘膜脱と同様に，赤い直腸粘膜の脱出が認められる。直腸粘膜脱と異なり，全周性に脱出している。

検査・治療

保存的加療：出血や痛みなどの症状緩和を目的として外用薬や注入軟膏を用いる。便秘や下痢など，排便習慣に問題があれば投薬する。

手術：Goligher分類 Grade Ⅲ以上，また Grade Ⅱであっても保存的加療で出血などの症状が改善しない場合は，患者が希望すれば手術適応である。

専門医へのコンサルト

- 保存的加療で症状が改善しない場合。
- 患者が手術を含め治療を希望した場合。

Column

「Goligher(ゴリガー)分類」

- 内痔核の脱出度に関する臨床病期分類である[1]。

Grade Ⅰ：排便時に肛門管内で痔核は膨隆するが，脱出はしない。

Grade Ⅱ：排便時に肛門外に脱出するが，排便が終わると自然に還納する。

Grade Ⅲ：排便時に脱出し，用手的な還納が必要である。

Grade Ⅳ：常に肛門外に脱出し，還納が不可能である。

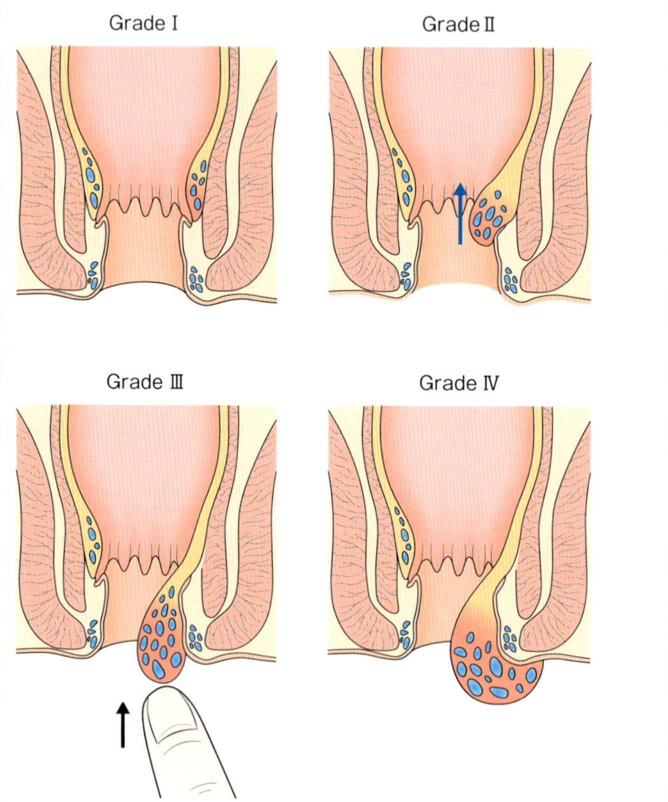

参考文献

1) Goligher JV：Surgery of the anus, rectum and colon. 5th ed. London：Billiere Tindall. P101, 1984

診療のワンポイントアドバイス

知っていますか？　痔核のこと

松島小百合

1 痔核とは

肛門管内にあるクッション組織（粘膜・肛門上皮下の血管を多く含む柔らかい組織）が，排便による過度の息みなどで徐々にたるんできた部分を痔核とよびます。歯状線より口側のたるみが内痔核，肛門側のたるみが外痔核です。いぼ痔というと出っ張りが常に飛び出ているイメージがあるかもしれませんが，内痔核の場合は重症でない限り，息んだときや排便時以外は肛門内に収まっています。

2 痛みの違い

歯状線より口側の粘膜・上皮には痛覚がないので，内痔核だけでは腫れて炎症を起こさない限り痛むことはありません。逆に肛門側の上皮には痛覚があるので，血栓性外痔核という外痔核に血栓が形成される状態になると痛みや違和感を生じます。痛みの有無は，できる部位に起因しているのです。

3 内痔核の大きさ診断

内痔核には大きさの分類（Goligher 分類，p.30）があり，外痔核にはそのような分類はありません。内痔核の大きさを見た目だけで推し量るのは難しく，問診が重要です。

肛門科の専門医でも，肛門鏡を用いた診察所見で GradeⅡ程度かなと思っていても，お話を聞いてみたら排便後に指で押し戻しているので GradeⅢだったとか，通常の GradeⅢの痔核として手術をしようと思ったら握りこぶし大の痔核が出てきてちょっとびっくりする，などのエピソードはしばしばあります。

内痔核と診断したら，見た目だけで判断せず，患者に「排便後に指で押し戻していますか？」「結構押し戻すのに時間がかかりますか？」などの具体的な質問をして，問診から大きさを予想することも診断の役に立つでしょう。

血栓性外痔核

松島小百合

この症状があったら疑う！

主　訴　数週間～数日前からの突然の痛み・脱出・腫れ。自壊すると出血する

見た目　黒色調の外痔核の腫れ。自壊すると暗赤色～黒色の血栓が顔を出し出血する

特徴

- 血液の流れが滞って肛門部にできる腫れ。
- 急に腫れて，痛みや違和感を生じ，患者は驚いて外来を受診する。
- 血栓が自壊すると出血を伴うこともある。

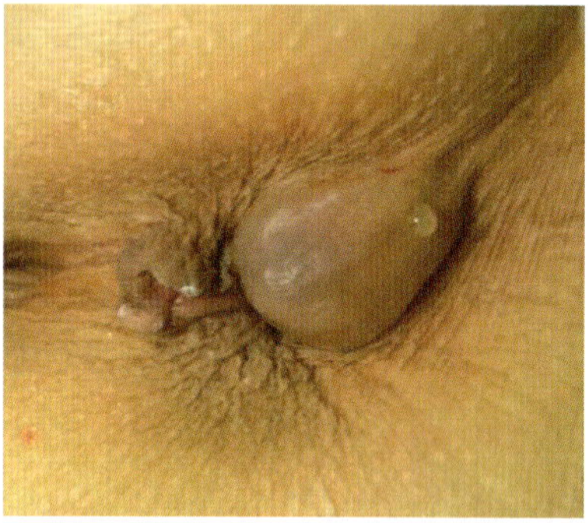

1カ所の血栓性外痔核。外痔核に黒色の血栓が透見される

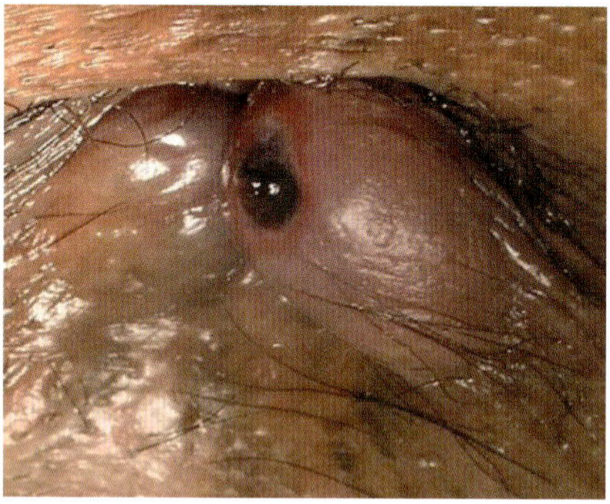

2カ所の血栓性外痔核。一方は血栓が自壊し露出している

▷アトラス p.132

原因

排便習慣：便秘や下痢を背景に，排便で強く息む時間が長くなり発症する。

生活習慣：寒い環境での長時間の立ち仕事・座り仕事や，引っ越し作業での力仕事などで，肛門周囲の血流がうっ滞することが誘因となる。

問診のポイント

症状：発症時期，出血の有無
排便習慣：排便回数・便性状・排便時間など
生活習慣：原因となりうる行動について具体例（左記）を示し，思い当たる点がないか聴取する。

鑑別診断

悪性黒色腫(p.58)：見た目が似ている。血栓性外痔核と異なり，急性の腫れや痛みを訴えることは少なく，数カ月以上経過した脱出である。
悪性腫瘍（直腸癌・肛門管癌）：上皮や粘膜が不整で硬く，出血や疼痛を伴う。急に発症する血栓性外痔核と異なり，数カ月前からの脱出・出血などとして自覚される場合が多い。
嵌頓痔核(p.34)：血栓性外痔核と同様，急に発症する。嵌頓痔核は強い疼痛を伴うことが多い。全周性の血栓性外痔核との鑑別は難しく，専門医の診察が必要である。
直腸肛門周囲膿瘍(p.46)：血栓性外痔核と同様，急に発症する。膿瘍が肛門皮膚近くで形成されると，血栓を伴うこともある。発赤・熱感を伴い，時に発熱することもある。

検査・治療

保存的加療：疼痛や浮腫の緩和を目的として外用薬や注入軟膏を用いる。便秘や下痢など排便習慣に問題があれば投薬する。血栓は通常，治療開始から2～3 週間後に血栓は消失もしくは縮小していることが多い。
手術：血栓が自壊し出血している場合，腫れが大きい場合や，痛みが強く早期手術を患者が希望する場合などに切除を検討する。手術後治癒まで 3 週間ほど要すること，また術後の出血や排便時の疼痛などの合併症について説明し，患者が希望する場合は，局所麻酔下に外来にて手術する。

専門医へのコンサルト

- 痛みや出血などの症状が強く対応に困る場合。
- 保存的加療で 2～3 週間経過しても縮小しない場合。

嵌頓痔核

松島小百合

この症状があったら疑う！

主 訴 非常に強い肛門の痛みがあり，腫れが戻らない
見た目 全周性の血栓を伴う痔核の腫れ，壊死を伴う暗赤色の痔核組織

特徴

- 痔核の悪化症状。
- もともと脱出などの症状があったが急に腫れて，肛門の中に戻すことができず，非常に強い痛みを訴える。
- 痔核組織の壊死に伴い出血をきたすことも多い。

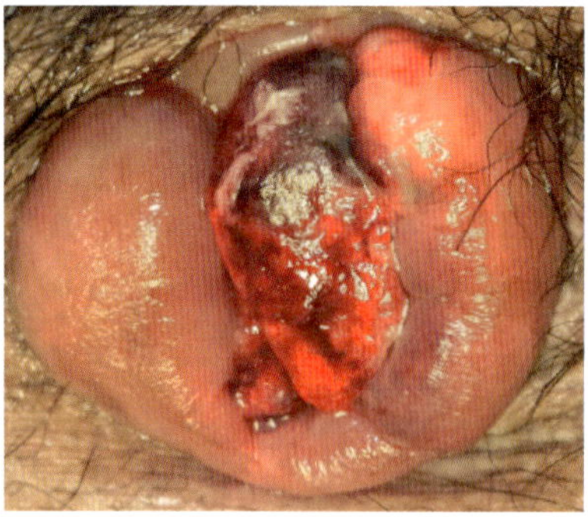
内外痔核が腫脹し，脱出

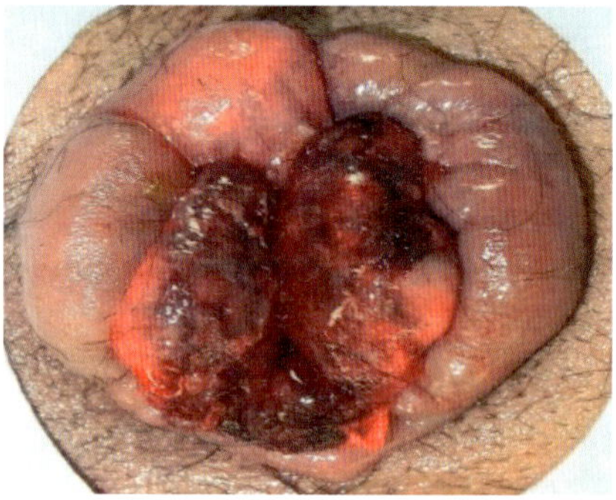
内痔核に形成された血栓が透見

▷アトラス p.129

原因

排便習慣：便が硬く，強く息んだときや，出産に伴う過度な息みなどで発症する。下痢が続いて痔核組織に負担がかかることも原因となりうる。
生活習慣：もともと痔核を有する患者に，長時間の坐位や力仕事で血液の流れが滞り，症状が出現することもある。

問診のポイント

症状：もともと脱出する症状があったか，発症のタイミング

排便習慣：排便回数・便性状・排便時間など

鑑別診断

悪性腫瘍(直腸癌・肛門管癌)：上皮や粘膜が不整で硬く，出血や疼痛を伴う。嵌頓痔核は急に発症するが，悪性腫瘍は数カ月前からの脱出・出血などとして自覚される場合が多い。

全周性の血栓性外痔核(p.32)：嵌頓痔核と同様，急に発症するが，嵌頓痔核のほうが強い疼痛を訴える患者が多い。嵌頓痔核は鑑別が難しく，専門医の診察が必要である。

検査・治療

嵌頓整復：可能であれば痔核組織を還納する。

保存的加療：疼痛や浮腫の緩和を目的として外用薬や注入軟膏を用いる。便秘や下痢など排便習慣に問題があれば投薬する。浮腫は通常，保存的加療開始から2〜3週間後には改善していることが多い。

手術：患者が早期手術を希望した場合は結紮切除術を行うが，術後出血や狭窄などのリスクがあるため，専門医による施行が望ましい。

専門医へのコンサルト

- 全周性の血栓性外痔核と鑑別が難しい場合。
- 患者が早期手術を希望した場合。
- 痛みや出血などの症状が強く対応に困る場合(還納困難な場合など)。
- 保存的加療で2〜3週間経過しても縮小しない場合。

Column

「嵌頓痔核の還納法」

側臥位で患者を寝かせる。痔核にゼリーを塗布する。慌てず，ゆっくりじんわり痔核を肛門内に押し込む。痛くて腰が引けてしまう患者が多いが，視野が確保できなくなるので，肛門を自身の背中側に突き出すよう患者に指示する。5〜10分かけても還納できなければ，あきらめて専門医に紹介する。

裂肛（切れ痔）

鈴木紳祐

この症状があったら疑う！

主　訴 排便時に痛みがある，出血する

見た目 原則，肛門に異常なし。ただし慢性的な裂肛では，見張りイボや肛門ポリープの脱出を認める

特徴

- 排便時に肛門の皮膚や粘膜に生じた裂傷。
- 排便時の鋭い痛みと鮮紅色の出血が特徴。
- 慢性裂肛で裂肛の部位に一致して，肛門管外に見張りイボを認める。肛門管内に肛門ポリープを認め，サイズが大きいと肛門管外に脱出する。
- 肛門狭窄をきたすと便が細くなる。
- 便が緩くないと出しにくく，排便が困難となる。

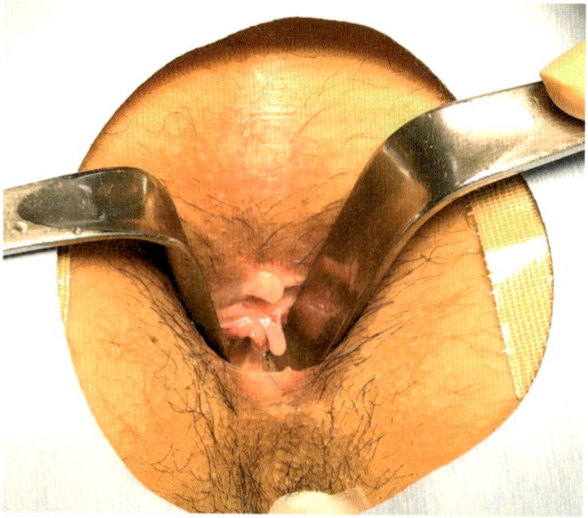

裂肛の口側に肛門ポリープ，肛側に見張りイボを認める

▷ アトラス p.130

原因

排便習慣：便秘による硬い便の排出や，頻回の下痢
高い肛門内圧：肛門括約筋が強いと，排便時に切れやすい
肛門への外的負荷：肛門への外傷や異物挿入（肛門性交も原因の 1 つ）

問診のポイント

症状：
- 肛門痛の有無と強さ
- 排便時とその後の痛みの経過（しばらく続くか）

排便習慣：
- 便秘や下痢の有無
- 排便時の痛みや出血（鮮紅色）の有無

生活習慣：
- 食事内容
- 水分摂取量
- 運動習慣

既往歴：過去の肛門疾患や治療歴
そのほか：
- 過去の肛門への外傷
- 異物挿入
- 肛門性交の有無

鑑別診断

血栓性外痔核（p.32），**嵌頓痔核**（p.34）：疼痛を起こす痔核。ただ，これらは肛門外に存在しており，肛門内にできる裂肛とは視診で見分けがつく。脱出性痔核に伴い裂肛をきたすことがあり，随伴裂肛とよぶ。
直腸肛門周囲膿瘍（p.46）：疼痛をきたす点では同じだが，裂肛に比べて排便時に疼痛が増悪するわけではない。
感染症：ヘルペス，淋菌，クラミジアなどが肛門周囲に感染し，潰瘍や疼痛をきたすことがある。見張りイボやポリープはみられない。
機能性直腸肛門痛（p.88）：器質的疾患が認められない肛門の疼痛で，出血はない。慢性骨盤痛の 1 つといわれる。

検査・治療

検査：内視鏡検査，肛門指診，肛門鏡検査で診断する。

保存的治療：

①食物繊維の多い食事や十分な水分摂取で便を柔らかくする

②温浴や座浴で痛みを和らげる

③局所麻酔薬や保湿剤の塗布

④便を柔らかくするための下剤の内服

⑤軟膏，坐薬の使用

手術：

①慢性的な裂肛で肛門痛を認めたり，肛門狭窄した場合や保存的治療に反応しない場合は，肛門括約筋切開術，裂肛根治術

②肛門ポリープの脱出症状があれば，肛門ポリープ切除術

専門医へのコンサルト

- 強い痛み，頻回の出血，慢性的な裂肛など重度症状の場合。
- 3～4 週間の保存的治療で改善がみられない場合。
- 感染やほかの肛門直腸疾患など，合併症の疑いがある場合。

診療のワンポイントアドバイス

理想的な排便習慣

松島小百合

理想的な排便の時間や便性状について，「1～2 分で，スルッと出るバナナ状の便が理想的」と説明している。

残っている感じがある・出るまでに時間がかかる・スマホを見ているなど，さまざまな要因で長くトイレにこもっている方は多い。残っている感じがある，出るまでに時間がかかる原因は，①便の性状が適切でないか，②タイミングを決めてトイレに行っていることが原因となっていることが多い。

1 便の性状

理想的な便の性状は，ブリストル便性状スケール（下図）type 3～5 の便。これより硬い（type 1～2）と強く息む必要があり排泄しづらい。逆に type 6～7 の下痢だと残便感があり，長くトイレに滞在しがちになる。器質的疾患がなければ，内服にて硬便や下痢の多くはコントロール可能である。ちょうどいい便の硬さにすることでトイレの時間は格段に短くなる。

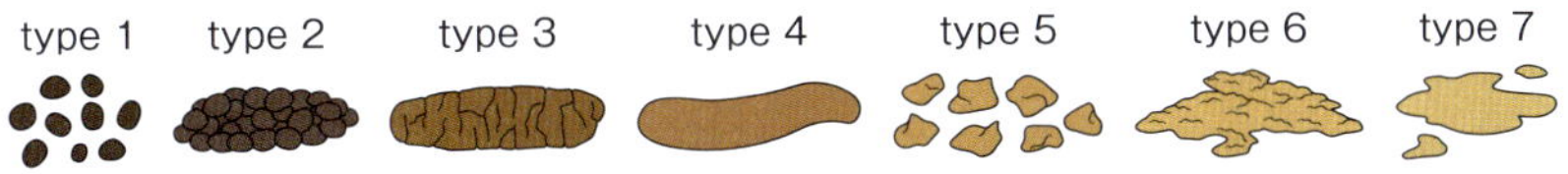

2 時間を決めてトイレに行っている

出かける前に便を出しておきたい。その気持ちはよくわかる。一方で，タイミングを決めてトイレに行くと，便が肛門まで下りてきていないので，大腸が動いて便が肛門まで来るのを待っていることになる。そうするとトイレの時間は長くなる。便は出すものではなく，出るもの。便意を感じてからトイレに行きましょう。

肛門ポリープ

鈴木紳祐

この症状があったら疑う！

主　訴 肛門から何か飛び出す，違和感がある，出血や腫れがある

見た目 肛門周囲に小さな突起物として見られ，色は白色～ピンク色で表面が滑らか

特徴

- 肛門乳頭が炎症を起こして腫れた状態。
- 肛門に肛門ポリープが挟まっている場合は違和感を訴える。
- 特に大きなポリープがある場合，また裂肛に伴った肛門ポリープである場合は疼痛が現れる。
- 排便時に脱出する。
- 一部の患者では無症状で，偶然発見されることもある。

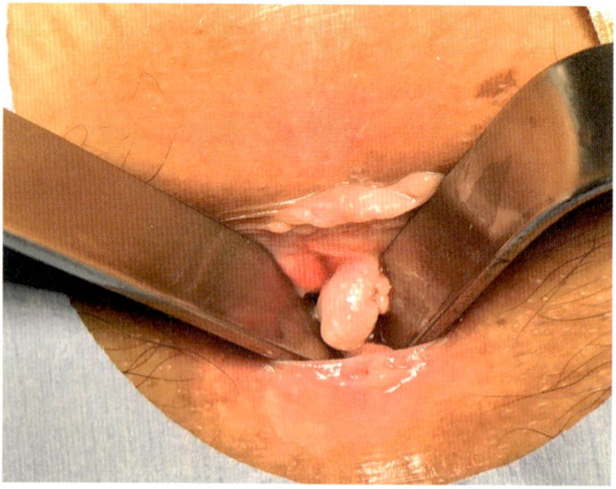

肛門管内の白い突起物

▷アトラス p.124

原因

慢性的な刺激：最も多いのが繰り返す裂肛。ほかに長期的な炎症や刺激など。
肛門周囲の外傷：肛門管内の切り傷や擦り傷，時に痔核手術などの肛門手術。

問診のポイント

出血の有無：出血の量や頻度
（ポリープの原因である，裂肛に伴う出血を約2～3割で認める）
痛みの有無：痛みの強さやタイミング
排便習慣：
- 便秘や下痢の有無
- 排便時の疼痛

既往歴：過去の肛門疾患の手術歴

鑑別診断

内痔核（p.28）：肛門ポリープが痔核上に存在することもあり，肛門管内に痔核がないか観察する。
直腸肛門周囲膿瘍（p.46）：局所的に腫脹すると肛門ポリープのように見えることがある。肛門ポリープでの圧痛は炎症を伴わない限り，ほとんどない。
肛門管癌：肛門管癌は硬いが，肛門ポリープは柔らかいものから，ある程度硬いものまである。

検査・治療

検査：内視鏡検査，肛門指診，肛門鏡検査で診断する。
手術：内視鏡で切除可能であれば，内視鏡検査時に切除してもよい。ただし，多くの場合内視鏡で切除不能であり，経肛門切除が推奨される。

専門医へのコンサルト

- 肛門ポリープを疑った場合（生検や切除で良悪性を診断するため）。
- 疼痛が強かったり，出血が持続する場合（早急に紹介）。

痔瘻（あな痔）

酒井 悠

この症状があったら疑う！

主 訴 肛門の近くに小さいしこりがあり，ときどき腫れたり，膿が出たりする。炎症がないときは疼痛がないか，軽度の圧痛程度

見た目 肛門の近くに小さい出っ張りがある

特徴

- 肛門の中と皮膚を繋ぐ管ができてしまった状態。肛門内の孔を原発口（一次口）といい，皮膚の開口部を二次口という（直腸に二次口を認めることもある）。
- 比較的浅い低位筋間痔瘻が多いが，歯状線より口側や肛門括約筋の外側に進展する痔瘻もある（p.45 Column 参照）。

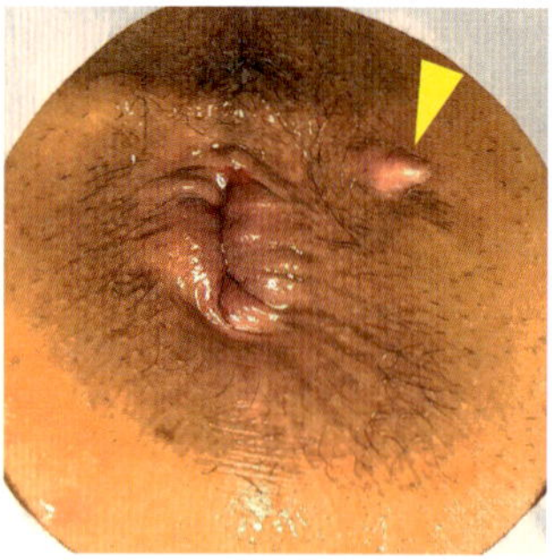

肛門周囲に二次口のしこりを認める

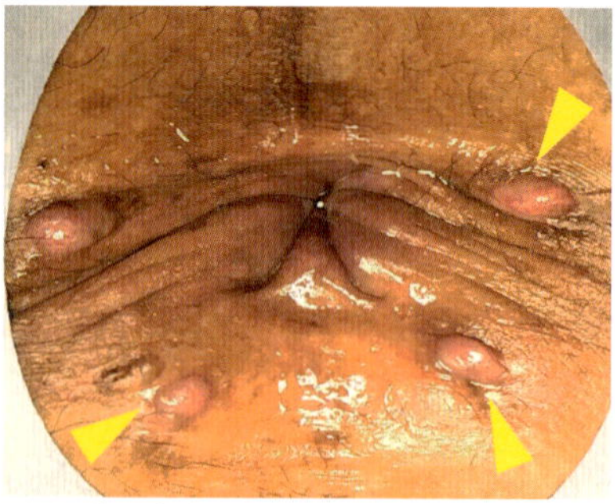

多発痔瘻。複数の二次口を認める

▷ アトラス p.133

原因

細菌感染による肛門周囲膿瘍が切開や自潰により排膿された後に痔瘻が形成される（膿瘍の自覚がなく，痔瘻になることもある）。

問診のポイント

症状：
- 腫れや排膿の有無
- 痛みのタイミング

膿瘍形成の既往：痔瘻になる前に膿瘍を形成することが多いので，過去に肛門周囲の腫脹や排膿がなかったかを確認する。

クローン病(p.76)**の既往**：クローン病の肛門病変としての痔瘻の可能性も念頭におく。その場合は若年者で多発傾向にあり，瘻管が太く，走行が複雑なことが多い。腹痛，下痢，体重減少，発熱などの症状の有無を確認する。

診察のポイント

肛門指診：一方の手で二次口を外側に牽引し，もう一方の手で触診する(**図2**)。比較的浅い瘻管であれば索状に触知する。肛門内指診では原発口を小さな硬結や陥凹として触知できることがあるが，ある程度経験が必要である。

図2 肛門指診の方法

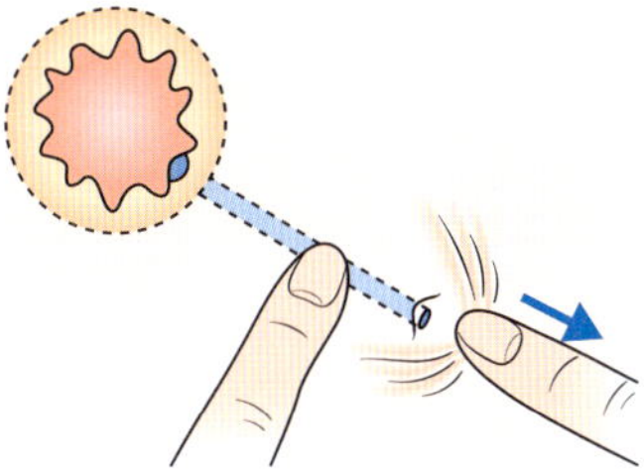

鑑別診断

粉瘤(p.64)：内腔はドロドロした粥状物質。肛門との間に瘻管を認めない。
臀部膿皮症(p.60)：皮膚の慢性炎症であり，皮膚に褐色の色素沈着を認めることが多い。肛門との間に瘻管を認めないが，痔瘻に合併することもある。

検査・治療

画像検査（経肛門超音波検査，CT 検査，MRI 検査）：経肛門超音波検査での瘻管確認が最も簡便で正確，非侵襲的だが，施行できる施設が限られる。

手術：膿瘍形成している場合は麻酔下で切開排膿を行う。炎症が強くなければ緊急性はなく，近日の専門医コンサルトでもよい。

専門医へのコンサルト

痔瘻を疑った場合，根治手術をしないと膿瘍形成を繰り返したり，長期経過でまれに痔瘻癌が発生することがあるため，専門医へコンサルトする。

Column

「痔瘻の発生」

- 肛門陰窩から細菌が侵入して形成された肛門周囲膿瘍が，切開や自潰によって排膿された後，線維化して管状の組織として残ったものが痔瘻である。
- 細菌の侵入した部位を原発口（一次口），膿瘍を形成した部位を原発巣，排膿口を二次口という。
- 原発口は通常は肛門陰窩だが，裂肛やクローン病の潰瘍，異物による傷などが原発口になることもある。

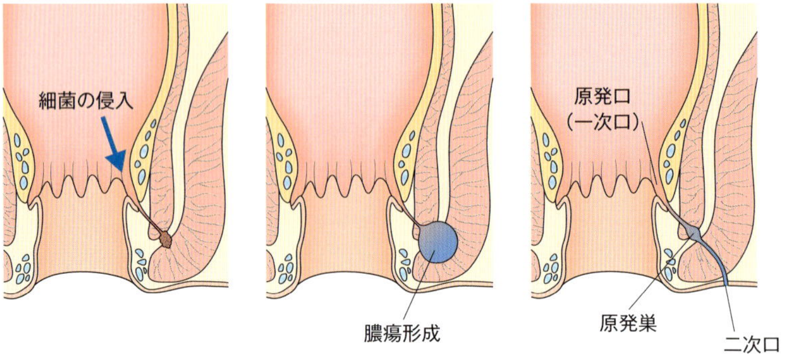

Column

「痔瘻の隅越分類」

• 痔瘻の型は，わが国では隅越分類（**図 4**）が主に使用されている。

隅越分類		記号
Ⅰ. 皮下または粘膜下痔瘻		
L. 皮下痔瘻		I_{L}
H. 粘膜下痔瘻		I_{H}
Ⅱ. 内外括約筋間痔瘻		
L. 低位筋間	S. 単純なもの	$\mathrm{II}_{\mathrm{LS}}$
	C. 複雑なもの	$\mathrm{II}_{\mathrm{LC}}$
H. 高位筋間	S. 単純なもの	$\mathrm{II}_{\mathrm{HS}}$
	C. 複雑なもの	$\mathrm{II}_{\mathrm{HC}}$
Ⅲ. 肛門挙筋下痔瘻		
U. 片側のもの	S. 単純なもの	$\mathrm{III}_{\mathrm{US}}$
	C. 複雑なもの	$\mathrm{III}_{\mathrm{UC}}$
B. 両側のもの	S. 単純なもの	$\mathrm{III}_{\mathrm{BS}}$
	C. 複雑なもの	$\mathrm{III}_{\mathrm{BC}}$
Ⅳ. 肛門挙筋上痔瘻		Ⅳ

図 4 隅越分類

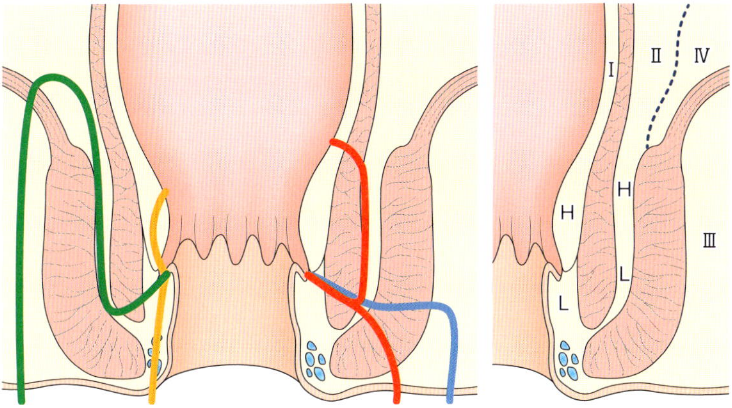

（隅越幸男，ほか：日本大腸肛門病会誌 1972；25：177-84. を参考に作成）

直腸肛門周囲膿瘍

鈴木紳祐

この症状があったら疑う！

主　訴 肛門痛が数日で悪化して，座ったり排便したりすることが困難。発熱や悪寒を伴う（感染が広がっている可能性を示唆）

見た目 肛門周囲の皮膚が赤く腫れ上がり，触れると熱感を伴う。腫れ上がった皮膚の下に硬い塊を感じることがある。膿瘍が広がると表面が破裂して膿が排出される

特徴

- 細菌感染による皮膚炎症。
- 持続する激しい痛み，腫れ，発赤。
- 場合によっては，発熱，悪寒や全身倦怠感を伴う。
- 疼痛は特に，座位など患部が圧迫されると増悪。
- 膿瘍が破裂し，膿が排出されると急に痛みが軽減。

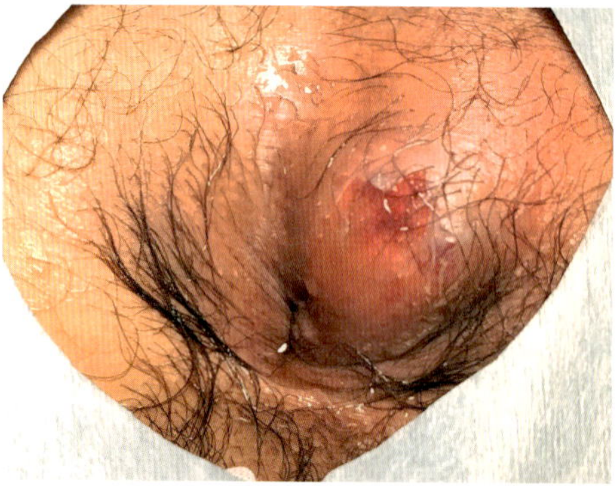

肛門の右側に発赤調で腫脹した部位を認める

▷アトラス p.112

原因

細菌感染：肛門周囲の小さな裂傷から感染する。肛門腺に感染が及び，膿が溜まり膿瘍を形成する。

リスク因子：糖尿病，免疫抑制状態，炎症性腸疾患（特にクローン病）など

問診のポイント

症状：痛みの始まりと経過（次第に悪化），発熱や悪寒の有無
排便との関係：排便時の疼痛や排便困難感
既往歴：大腸の疾患に関連する過去の病歴や手術歴，定期的なスクリーニング検査（大腸内視鏡検査など）の受診歴
併存疾患：糖尿病，悪性腫瘍，HIV 感染症など

鑑別診断

裂肛（p.36）：裂肛は排便時の疼痛が最も強い。疼痛と出血が症状の中心で，直腸肛門周囲膿瘍と異なり発熱を認めない。
痔瘻（p.42）：痔瘻が原因で直腸肛門周囲膿瘍をきたすことが多い。
大腸癌（p.52）：大腸の血流不足で起こり，直腸肛門周囲膿瘍と異なり突発的な腹痛や血便が特徴。
肛門ポリープ（p.40）：大腸内壁から突出する良性の突起。発症時は症状をほとんど認めないが，大きくなると出血や腹痛の原因となることがある。

検査・治療

検査：肛門指診，肛門鏡検査，血液生化学検査を行う。感染の深さをみるために直腸肛門エコー検査，CT 検査，MRI 検査を行う。
抗菌薬投与：小さな膿瘍や発症早期であれば抗菌薬で改善することがある。原則的に直腸肛門周囲膿瘍は自然軽快しないので，抗菌薬投与ないし切開排膿が必要である。
手術：麻酔下で切開排膿を行う。原則的に抗菌薬投与よりも疼痛は早く改善する。粗大な膿瘍や深部に達する膿瘍だと，腰椎麻酔下に切開排膿して 1 泊程度入院するほうがよい。

専門医へのコンサルト

- 疼痛が強い場合。特に，併存疾患があったり，症状を繰り返す場合。
- 炎症の範囲が広い場合。炎症が周囲の軟部組織に進展するとフルニエ膿瘍（致死的状況）となることがある。

直腸粘膜脱症候群（MPS）

鈴木紳祐

この症状があったら疑う！

主　訴 排便時に何か脱出したり，違和感・排便困難感がある。肛門から常に何か出ている

見た目 発赤調の粘膜が肛門から脱出している

特徴

- 肛門から粘膜が脱出する状態（特に排便時に顕著）。
- 少量の出血がみられることがある。
- 粘液の漏れに伴う肛門周囲皮膚の炎症による，肛門周囲の違和感や痛みがあることもある。

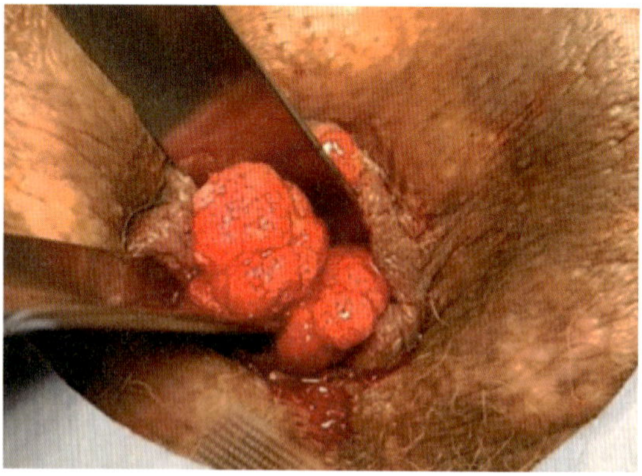

従来の直腸粘膜より発赤調のMPSが4時，9時方向に脱出

▷アトラス p.126

原因

下記により，直腸粘膜が脱出する。

過度の息み：慢性的な便秘または下痢

加齢：骨盤底筋や直腸支持組織の弱体化

過度な腹圧：重い物を持ち上げるなどの動作

問診のポイント

症状：
- 脱出の頻度
- 痛みの有無（皮膚炎による）
- 出血の有無
- 肛門周囲の違和感

排便習慣：
- 便秘や下痢の有無
- 排便時の苦痛や違和感

既往歴：ほかの肛門直腸疾患（痔核などの肛門手術）の有無

生活習慣：腹圧のかかる活動（力仕事など）の有無

鑑別診断

直腸脱（p.50）：直腸の全層が肛門から脱出する。一部脱出するMPSと異なり，外部に完全に露出することが多い。

内痔核（p.28）：肛門内の静脈が膨張し，排便時に脱出することがある。痛みや出血を伴うことがある。直腸粘膜脱では疼痛をきたすことはない。

肛門ポリープ（p.40）：裂肛に付随して発生することが多い。MPSが発赤調であるのに対し，肛門ポリープは白色調であることが多い。

大腸癌（p.52）：MPSは形態や色調が直腸癌や肛門管癌に酷似することがある。実際に癌と考えられて手術したものの，病理結果でMPSと診断されることもある。

検査・治療

検査：肛門指診，肛門鏡検査を行う。

保存的加療：粘膜の腫脹を改善するために，注入軟膏を用いる。

手術：直腸粘膜脱形成術（縫縮術）

専門医へのコンサルト

- 粘膜の頻繁な脱出，大量出血，強い痛みなどがある重度の症状の場合。
- 生活習慣改善や薬物療法で症状が改善しない場合。

直腸脱

鈴木紳祐

この症状があったら疑う！

主　訴 排便後や歩行中に，肛門から脱出する。便が漏れる。常に下着が濡れる

見た目 発赤した粘膜が肛門から全周性に脱出している

特徴

- 腹圧がかかると，肛門から 1～15 cm 程度の直腸が脱出する。
- 歩き回った後や，排便時に出てくることが多い。
- 直腸が脱出すると便失禁や粘液の漏出や出血を認める。

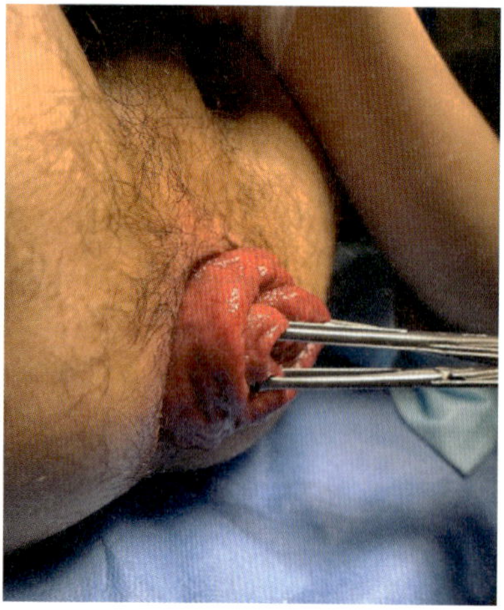

全周性の直腸粘膜脱出

▷アトラス p.122

原因

先天的因子：S 状結腸過長，直腸の固定不良

後天的因子：骨盤底筋群の弛緩，肛門括約筋の機能障害

排便習慣：長時間の排便，便秘に伴う過度の息み

問診のポイント

症状：
- 脱出のタイミング（排便時，歩行時，重いものを持ったときなど）
- 頻度
- 脱出長
- 脱出時の疼痛の有無
- 用手還納できるか
- 子宮脱の有無
- 診察時に脱出していないこともあるので，本人，家族に脱出の程度を見てもらう必要がある。写真を撮ってきてもらうとわかりやすい。

鑑別診断

嵌頓痔核（p.34）：粘膜よりも痔核成分が脱出しているため，緊満感が強く，色調は暗赤色となる。肛門括約筋の圧力が強く，還納が難しいことが多い。
直腸粘膜脱症候群（p.48）：直腸粘膜が脱出している点では直腸脱と似ているが，全周性に脱出することはない。
肛門管癌：癌は弾性硬で，悪臭を伴う粘液を出すことがある。

検査・治療

検査：内視鏡検査，肛門指診，肛門鏡検査，CT 検査，排便造影検査
用手還納：脱出したままにすると症状の増悪をきたすので，できるだけ還納する。肛門の締まりが緩ければ容易だが，肛門の締まりがきついと，嵌頓し疼痛が強くなる。
手術：根治のためには手術（経会陰手術または経腹手術）が必須である。

専門医へのコンサルト

症状，問診結果から直腸脱を少しでも疑った場合，手術を行う必要があるため，外科（できれば大腸肛門科）に紹介が必要である。

大腸癌

鈴木紳祐

この症状があったら疑う！

主 訴 便に血が混じっている，便が細くなってきた

見た目 原則，肛門に異常なし。ただし，肛門管癌の場合は硬いしこりが肛門から脱出する

特徴

- 大腸にできる悪性腫瘍。
- 初期段階では症状が少ない。
- 進行すると，血便や排便の変化，腹痛，体重減少などの症状が現れる。

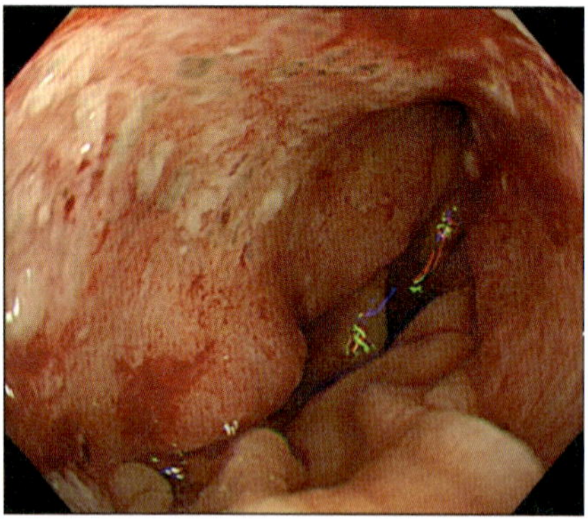

下部内視鏡検査所見。3/4 周性の腫瘤を認める

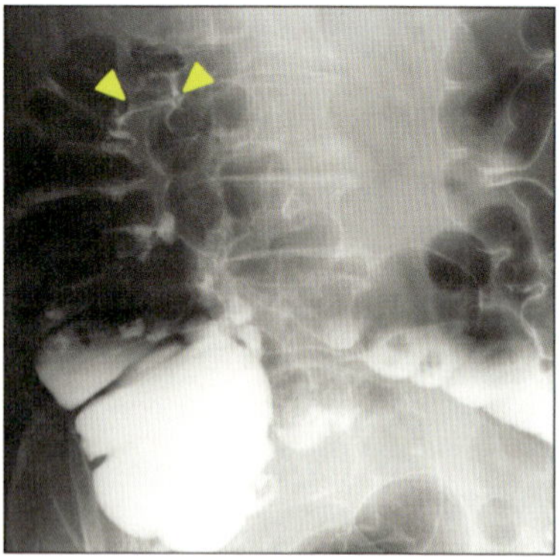

注腸検査所見。上行結腸に腫瘍による壁変形を認める

▷アトラス p.140

原因

遺伝的因子：家族歴や遺伝性疾患（リンチ症候群など）
生活因子：不健康な食生活（赤身肉の過剰摂取，繊維質不足），運動不足
環境因子：喫煙，アルコール過剰摂取

問診のポイント

家族歴：患者家族で，大腸癌やそのほかの関連癌（例えば子宮癌や小腸癌）を発症した人がいるか（家族歴がある場合，リスクが高まる可能性がある）

症状：
- 血便の有無
- 食思不振，体重減少の有無
- 腹痛→腹痛の有無とその特徴（部位，痛みの種類，持続時間など）

排便習慣の変化：便秘または下痢の有無，便の性状の変化（細い便など）

過去の医療歴：
- 大腸の疾患に関連する過去の病歴や手術歴
- 定期的なスクリーニング検査（大腸内視鏡検査など）の受診歴

生活習慣：
- 食生活（食物繊維の摂取量，赤肉の消費頻度など）
- 喫煙習慣やアルコールの摂取状況
- 運動習慣

鑑別診断（頻回な下痢があると腸炎を疑う）

潰瘍性大腸炎（p.78）：直腸粘膜から広がる大腸の炎症が特徴。下痢，血便，腹痛，発熱がみられる。

クローン病（p.76）：全消化管にわたる炎症が特徴。下痢，腹痛，体重減少，時に肛門周囲の病変や口内炎が現れることがある。

感染性腸炎：さまざまな細菌（サルモネラ，シゲラ，カンピロバクターなど），ウイルス，寄生虫による感染が原因で発症。下痢，腹痛，発熱などが主な症状。

虚血性大腸炎（p.82）：大腸の血流が不足することで起こり，突発的な腹痛や血便が特徴。

過敏性腸症候群（IBS）：ストレスや食事の影響を受けやすく，腹痛，膨満感，交互に起こる便秘と下痢が特徴。

大腸ポリープ：大腸内壁から突出する良性の突起。発症自体は症状をほとんど引き起こさないが，大きくなると出血や腹痛の原因となることがある。

機能性下痢：特定の原因がないにもかかわらず，慢性的な下痢が続く状態。

検査・治療

検査：内視鏡検査，肛門指診，肛門鏡検査，CT 検査，MRI 検査

手術：内視鏡で切除可能であれば，内視鏡下切除が 1st choice。内視鏡で切除不能，不十分だった場合，手術が必要となる。

抗癌剤：切除不能であった場合

専門医へのコンサルト

症状，問診結果から大腸癌を少しでも疑った場合，内視鏡検査を行う必要があるため，専門医に紹介が必要となる。

肛門から観察可能な大腸癌（下部直腸癌，肛門管癌）を認めた場合は，消化器外科に紹介する。

診療のワンポイントアドバイス

女性患者の診察で心を配るべきことは?

松島小百合

1 診察の配慮

肛門の診察は男女問わず羞恥心を感じる患者が多いと思います。

診察時に女性患者の羞恥心を軽減するため，筆者の施設では，女性の看護師が診察に立ち会い，患者の身支度を看護師がタオルで隠したり，カーテンの裏で患者に身支度をしてもらうようにして「医者からは身支度が見えていませんよ」の状況を作っています。

ほかには，肛門を出した状態で長く待たされるのは羞恥心を増大させると考え，診察の体勢のままカルテを確認・記載することはできるだけ避け，患者がリラックスできるよう声をかけながら手早く診察を終えるよう心がけています。

また，身体診察の最中は患者の出入口に鍵をかけて，診察中に別の患者が診察室に入ってこないようにしています。

2 月経と便性状の変化

月経前に便秘になり，月経が始まると便秘が解消されることは女性なら思い当たる方が多いのではないでしょうか。これは黄体期(月経前)に黄体ホルモンの分泌が多くなり，消化管運動を抑制するため結腸通過時間が長くなり，便の水分が吸収され便が硬くなるためです。逆に，黄体ホルモンが減少する月経期は結腸通過時間が短くなり，便の水分は黄体期に比較し吸収されないので便秘が解消されます。

肛門疾患の多くは排便コントロールが治療の肝です。女性の場合，毎日同じように軟便剤を内服していると月経周期によって便性状の変化をきたすため，排便コントロールに悩む患者も少なくありません。女性に軟便剤を処方する際は，月経周期で便性状の変化があること，軟便剤の量は自分で調整してよいことを併せて説明すると，早期症状改善の一助になると考えます。

フルニエ壊疽

酒井　悠

この症状があったら疑う！

主　訴 易感染性患者で肛門周囲～外陰部が赤い，痛みがある，腫れている，腐敗臭がする，発熱がみられる

見た目 広範囲に発赤，腫脹がみられ，進行すると紫/黒色変化（壊死），水疱形成が起こる

特徴

- 肛門周囲，会陰部，外陰部に生じる壊死性筋膜炎。
- 数時間単位で進行し，致死的になりうる緊急疾患。
- さまざまな年齢層にみられるが，中高年の男性に多く，糖尿病などの基礎疾患をもつことがほとんど。

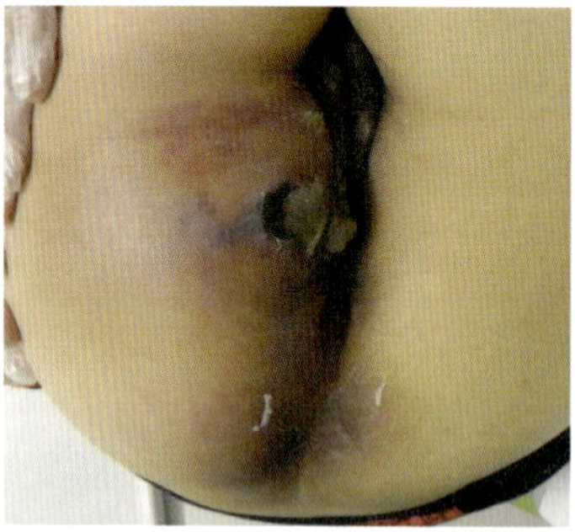

右臀部から仙骨部にかけて広範囲に腫脹を認め，一部紫/黒色変化を認める

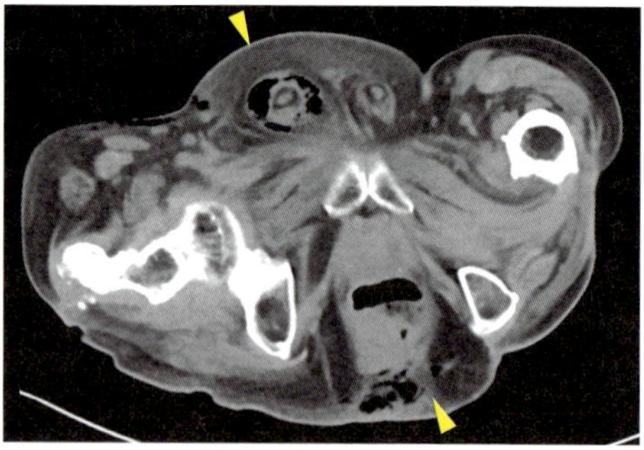

肛門周囲，陰嚢に膿瘍やガスを認める
（東邦大学医療センター大森病院 栗原聡元先生のご厚意による）

▷アトラス p.137

原因

感染原因となる疾患：

- 直腸肛門疾患（痔瘻，直腸肛門周囲膿瘍，直腸癌など）
- 泌尿器科疾患（尿路感染症，尿道カテーテル留置など）
- 皮膚疾患（感染性粉瘤，外傷など）

感染を増悪させる易感染性：

- 糖尿病（最多）
- ステロイドや免疫抑制剤の使用
- 化学療法
- 低栄養
- 悪性腫瘍
- 肝不全
- 慢性腎臓病
- アルコール依存症
- HIV 感染症など

問診・診察のポイント

感染の**原因**，**易感染性**の有無：上記を確認
病変範囲の確認
ガス産生/皮下気腫に伴う病変部の**握雪感**の有無
バイタルサイン：敗血性ショックに注意

鑑別診断

直腸肛門周囲膿瘍（p.46），**感染性粉瘤**（p.64）：まれに小範囲の壊死を認めることはあるが，フルニエ壊疽のような広範囲への進展，重篤感，皮下気腫は認めない。

検査・治療

血液検査（血算，生化学，凝固，血糖値，HbA1c）：重症度の評価，DIC の有無，糖尿病の有無
CT 検査：見た目，病歴からフルニエ壊疽を少しでも疑ったら施行し，病変範囲や異常ガス像の有無を確認する。
手術：治療の基本は切開排膿，ドレナージ，広範なデブリードマン。
全身管理：抗菌薬投与。必要に応じて呼吸管理，昇圧剤，輸血など。

専門医へのコンサルト

進行が急速で致命率が高いので，早急に専門医にコンサルトする。

悪性黒色腫

酒井　悠

この症状があったら疑う！

主　訴　肛門部から出血する，違和感やしこりがある，痛い

見た目　肛門管から直腸にかけての黒色～灰白色の隆起性病変

特徴

- メラノサイトから発生する，まれな悪性腫瘍。
- 出血やしこり，疼痛を訴え，変色病変がみつかる。
- 隆起型が多いが，平坦型，潰瘍型，粘膜下腫瘍(SMT)型など，さまざまな形態を呈する。黒色調を呈しない無色素性病変が少数に認められ，注意を要する。
- 歯状線(p.2 参照)近傍に発生しやすい。

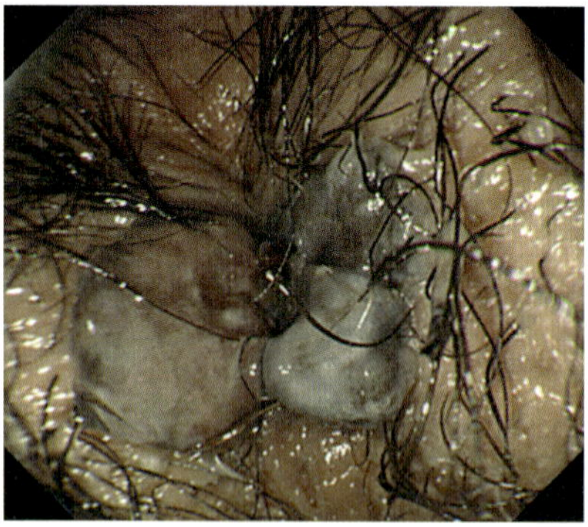

肛門に黒色調の隆起を認める

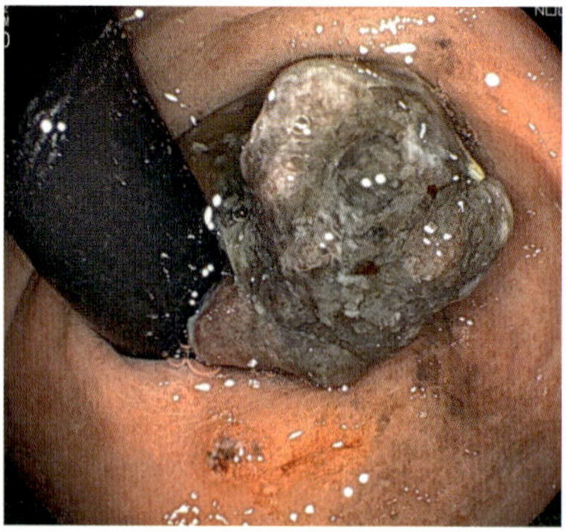

肛門管内に基部をもつ黒色調の病変。主病変の周りに衛星病巣を認める

▷アトラス p.136

原因

不明

問診・診察のポイント

症状：
- 出血の有無
- 違和感や疼痛の有無
- 経過による変化（徐々に増悪することが多い）

原発巣周囲の皮膚や粘膜下に衛星病巣（satellite lesion：原発部位から2cm以内に存在する肉眼的または顕微鏡学的な非連続性病巣）を認めることがある。

鑑別診断

血栓性内痔核/外痔核（p.28，32），**嵌頓痔核**（p.34）：悪性黒色腫と異なり，急性の経過で強い疼痛を伴う。保存加療で徐々に軽快する。

肛門管癌：色調や生検で鑑別する。

肛門ポリープ（p.40）：白色調。悪性黒色腫のような周囲への浸潤傾向は認めない。

検査・治療

生検：確定診断に必要。

血栓や，壊死を伴う嵌頓痔核と診断したものの，保存的加療で改善しない場合は，生検や専門医へのコンサルトを検討する。

専門医へのコンサルト

悪性度が高く予後不良のため，疑った場合や診断がついた場合は早急にコンサルトする。

膿皮症（化膿性汗腺炎）

酒井　悠

この症状があったら疑う！

主　訴 皮膚が硬くなり，腫れたり膿が出たりする。膿が溜まると痛い

見た目 色素沈着や凹凸のある硬結。表面に排膿孔を認める

特徴

- 腫脹や排膿を繰り返し，皮膚に硬結や色素沈着を呈する。
- 男性に多く，腋窩，臀部，肛門周囲に発生することが多い。
- 炎症を繰り返すことで拡大し，皮下に複雑な瘻管を形成する。

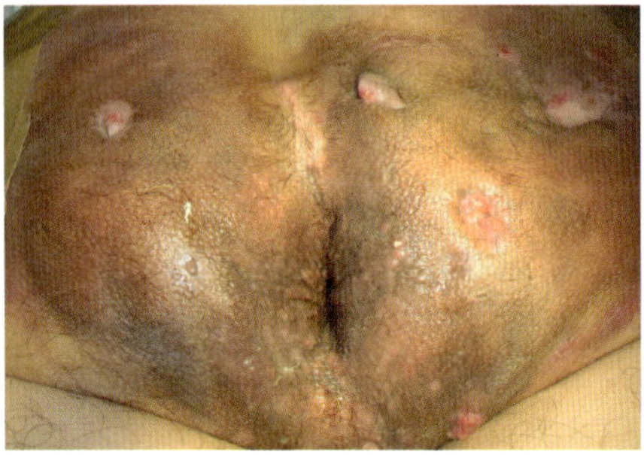

肛門周囲から両側臀部の広範囲の膿皮症。複数の排膿孔を認める

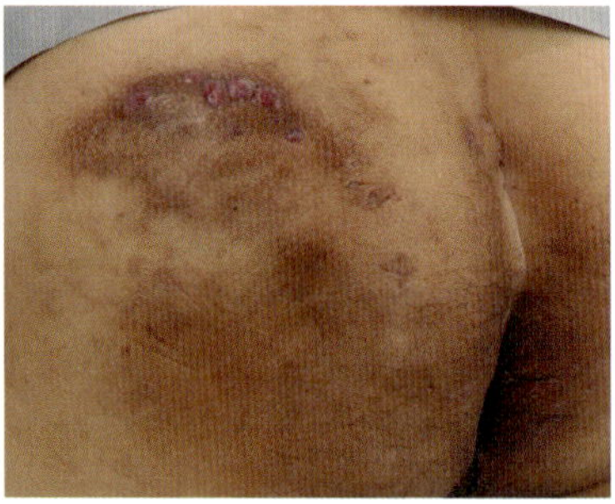

左臀部の膿皮症

▷アトラス p.114

原因

明らかな原因は不明。アポクリン汗腺の開口する毛包が閉塞し，同部位に感染を合併することで生じる感染症と考えられていたが，近年は毛包における自然免疫の異常に基づく毛包の炎症が主体と考えられている。

リスク因子：喫煙，肥満

思春期以降に発症し，性差があるので男性ホルモンの影響が考えられている。

問診・診察のポイント

症状：慢性経過なので，発症時期や，膿瘍形成を繰り返しているかを確認。
生活習慣：喫煙歴
肛門管との連続の有無：痔瘻の合併をしばしば認める。

鑑別診断

痔瘻(p.42)，**直腸肛門周囲膿瘍**(p.46)：膿皮症による瘻管と異なり，肛門管との連続を認める。
粉瘤(p.64)：膿皮症と異なり硬さはなく，内腔に粥状物質を認める。
毛巣洞(p.62)：仙骨部に生じる。内腔に毛髪を認めることがある。

検査・治療

検査：進展範囲や痔瘻の有無の確認のため，超音波検査やMRI検査を施行する。
手術：膿瘍期は切開排膿を行う。治療の基本は完全切除。広範囲の場合は形成外科的な再建や植皮を施行したり，生物学的製剤(アダリムマブ)を使用することもある。

専門医へのコンサルト

疼痛がある症例など，切開排膿などの処置が必要な可能性がある場合。

毛巣洞

鈴木紳祐

この症状があったら疑う！

主　訴　肛門の後ろのほう（尾骨あたり）が痛む

見た目　肛門には異常がないが，感染をきたすと，尾骨近くの皮膚が発赤調となる

特徴

- 毛包で炎症が起こり，膿が溜まる。
- 感染をきたさない限りは無症状か，違和感を認める程度。
- 感染をきたすと疼痛，腫脹，発赤，排膿，血液の排出，発熱を認める。

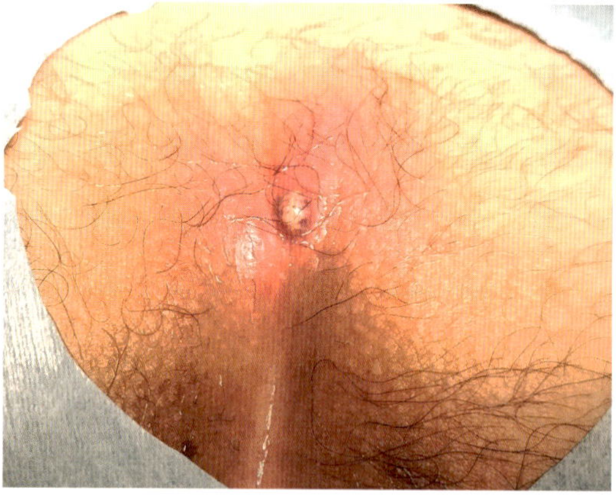

皮膚の発赤と膿（白い部分）がみられる

▷アトラス p.118

原因

毛包の感染：主な原因は，毛包が細菌感染し，膿が溜まることである。
毛の逆成長：体毛が皮膚に逆成長し，炎症や感染を引き起こすことがある。

問診のポイント

症状：排膿・発赤・出血・発熱の有無

症状の経過：発症時期，症状は時間経過とともに変化したか（数日単位）

過去の医療歴：

- 毛巣洞・痔瘻・粉瘤・膿皮症に関連する過去の病歴や手術歴
- 糖尿病の有無，抗癌剤投与歴，免疫抑制剤投与の有無（免疫能の確認）

鑑別診断

痔瘻（p.42）：毛包感染の毛巣洞と異なり，肛門管内から発生するため，肛門との連続性がある。

皮膚腫瘍：腫瘍自体が炎症を起こすことは多くないので，感染兆候（特に発赤，熱感）は出にくい。

感染性毛嚢炎：毛穴の感染による膿疱形成。

膿皮症（p.60）：皮膚の化膿性感染症。毛巣洞は尾骨付近に症状が現れるが，膿皮症は肛門周囲～臀部に発症することが多い。

鞘内皮様嚢胞：皮膚の下にできる嚢胞で，白色の内容物を含む。感染すると赤みや痛みが生じる。

褥瘡：仙骨～尾骨付近で圧迫され，血流障害をきたした部位で起きる。高齢者，低栄養の患者で起こりやすい。毛巣洞と異なり，毛包感染はみられない。

検査・治療

検査：血液生化学検査，超音波検査，CT 検査，MRI 検査

手術：局所麻酔下ないし腰椎麻酔下で切開排膿を行う。再発を防ぐために，毛巣洞を完全に除去する手術を行う。

抗菌薬の投与：感染を抑えるために抗菌薬を使用する。

専門医へのコンサルト

- 再発する毛巣洞は，根本的な治療が必要であり，専門的な評価が求められる。外科や皮膚科で，再発予防のための手術を検討する。
- 抗菌薬や切開排膿などの初期治療に反応しない場合。
- 糖尿病や免疫不全などの基礎疾患があり，合併症リスクが高い場合。

粉瘤

酒井　悠

この症状があったら疑う！

主　訴 数 mm～数 cm 程度のしこりがある。腫れたり，痛みがある（感染性粉瘤）

見た目 軽度隆起した皮下腫瘤で，中心に角栓の詰まった黒い点状の開口部を認める（はっきりしないものもある）。感染性粉瘤では，発赤・腫脹を認める

特徴

- 内容物が粥状である嚢腫。病理学的には大部分が表皮嚢腫（epidermal cyst）である。
- 感染を起こすと疼痛・発赤・腫脹を伴う。
- 好発部位は頭頸部や背部だが，肛門周囲にも発生する。

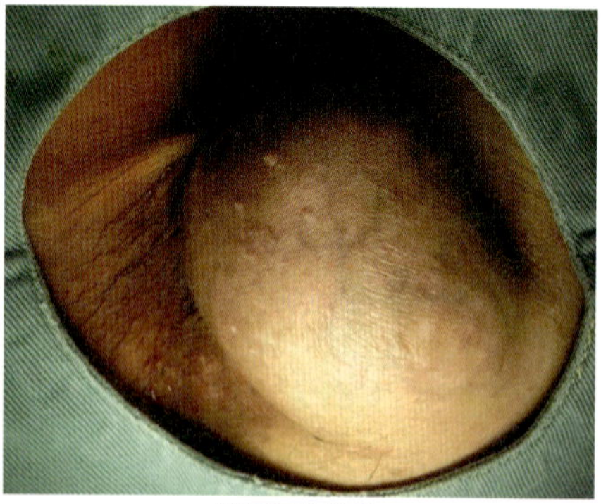

肛囲巨大粉瘤

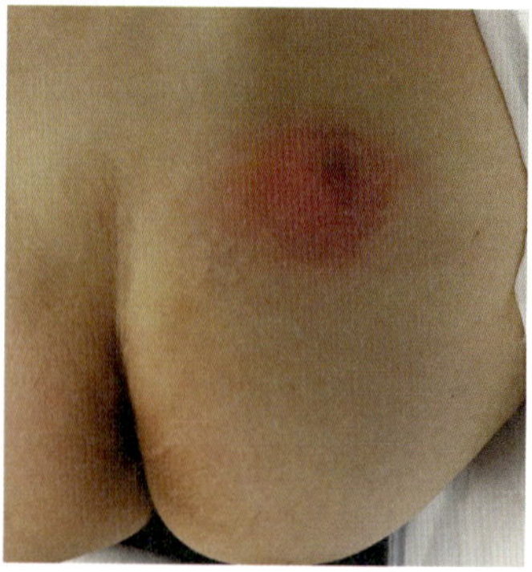

感染性粉瘤で発赤・腫脹がある

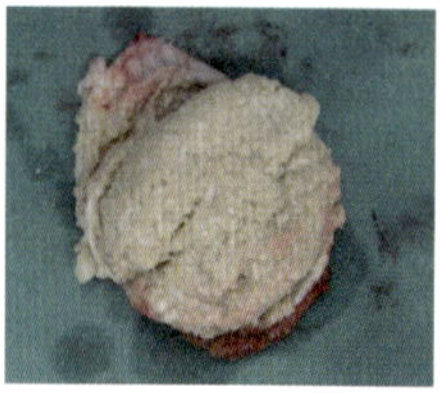

内腔に粥状物質が充満

▷アトラス p.116

原因

毛穴の詰まりや外傷などをきっかけに，角質や皮脂が徐々に貯留することで生じると考えられているが，はっきりした原因は不明。

問診・診察のポイント

既往症状の確認：もともと硬結があったか，炎症を繰り返しているか
炎症がある場合はまず切開排膿を行い，内腔に粥状物質があれば粉瘤を強く疑う。そうでない場合は痔瘻など他疾患の可能性を考慮する。

鑑別診断

痔瘻(p.42)，**直腸肛門周囲膿瘍**(p.46)：内腔に粥状物質がなく，開口部が肛門管と連続する。特に肛門近傍の病変の場合，痔瘻との鑑別が重要である。痔瘻の二次口を粉瘤と誤診して，二次口だけを切除すると，治癒しなかったり感染を繰り返したりする。
膿皮症(p.60)：粉瘤よりも広範囲で扁平な病変のことが多い。
毛巣洞(p.62)：仙骨部に生じる。内部に毛髪を認めることがある。

検査・治療

検査：痔瘻の可能性がある場合は経肛門的超音波検査やMRI検査，CT検査を施行する(CTでは詳細な評価が困難)。
手術：放置すると感染を繰り返す可能性があるので，外科的な摘出が必要である。
炎症がある際に一期的な切除を行うことも可能だが，嚢腫壁が脆く，難度が高くなるので，消炎後の二期的な切除が無難である。

専門医へのコンサルト

痔瘻の可能性が否定できない場合。

尖圭コンジローマ

鈴木紳祐

この症状があったら疑う！

主　訴 肛門の周りにイボ，しこりがある

見た目 ニワトリの鶏冠(とさか)状～大きくなるとカリフラワーのような腫瘤となる。色は肌色から薄茶色，時に少しピンクがかった色

特徴

- ニワトリの鶏冠(とさか)状の腫瘤が生じる性感染症。
- 多くの場合，痛みを伴わない。
- 大きくなると，かゆみや不快感を引き起こすことがある。
- 一般的には性器の周辺，肛門周辺にみられるが，時に尿道内，直腸内や口内に現れる。

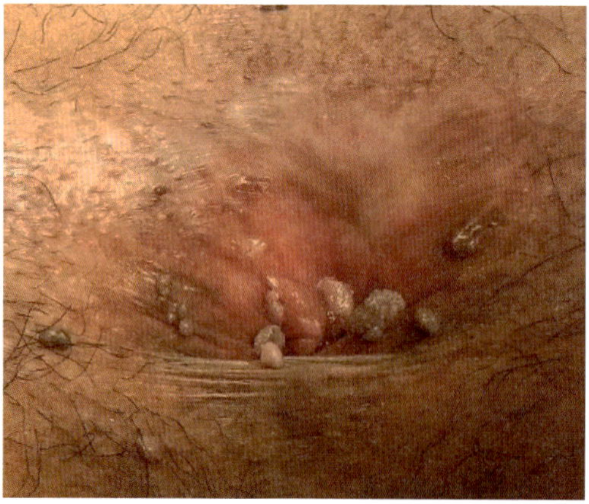

数 cm ほどの腫瘤を多数形成する

▷アトラス p.134

原因

ヒトパピローマウイルス(HPV)主に6・11の**感染**によって引き起こされる性感染症。

問診のポイント

症状：発症時期，時間経過による変化
性的行動：
- パートナーの有無
- 性行為(特に肛門性交)の有無
- 他の性感染症の既往歴など

併存疾患：免疫不全をきたしうる疾患の有無(例えば，HIV感染，免疫抑制剤の投与や抗癌剤の投与を受けているか)

鑑別診断

扁平コンジローマ(p.68)：梅毒の特徴的症状で，尖圭コンジローマと併存していることがある。尖圭コンジローマと異なり，扁平で白色調の腫瘤ができる。

検査・治療

保存的加療：ウイルスの増殖抑制と免疫力向上のため，イミキモド軟膏を塗布する(直腸・肛門管内は除く)。
手術：切除，焼灼や液体窒素による凍結

専門医へのコンサルト
- 視診での診断が困難，または不確実な場合。
- 見た目で尖圭コンジローマを疑った場合。

扁平コンジローマ(梅毒)

松島小百合

この症状があったら疑う!

主　訴 肛門周囲がかゆい，腫れや痛みがある

見た目 肛門周囲に扁平な白色調の大小不同な腫瘤がみられる

特徴

- 梅毒第2期にみられる，痛みとかゆみのある腫瘤。
- 肛門周囲の痛み，かゆみのみで来院し診察すると腫瘤を見つけることもあれば，肛門周囲の腫瘤を主訴に来院することもある。

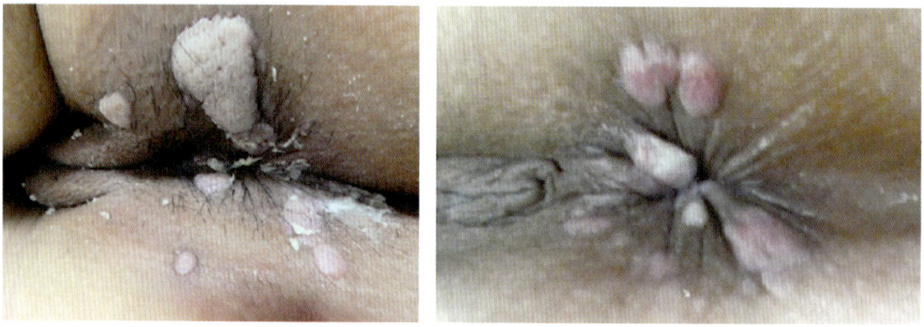

浸潤で扁平隆起した小結節を認める

▷アトラス p.135

原因

梅毒トレポネーマの感染：扁平コンジローマは梅毒第2期(感染から3カ月以上)に認められることが多い。

問診のポイント

症状：発症時期，痛み・かゆみの有無

性的行動：

- パートナーの有無
- 性行為の有無
- 梅毒感染の既往歴など

鑑別診断

尖圭コンジローマ(p.66)：扁平コンジローマと異なり，とさかのような形状の皮膚腫瘤。

検査・治療

検査：採血で梅毒脂質抗原検査(STS)・トレポネーマ抗体検査を確認し，**表1**のように判定する。特にパートナーに検査をした場合，感染初期は偽陰性となることもあり，感染が疑われる場合は数カ月空けて再検査をする。

表1 梅毒抗体検査結果と解釈

STS	梅毒トレポネーマ抗体	活動性梅毒	陳旧性梅毒	非梅毒
−	−	○	○	◎
＋	−	○	○	まれ
＋	＋	◎	○	極めてまれ
−	＋	○	○	まれ

（一般社団法人日本性感染症学会：梅毒診療の基本知識．より許可を得て掲載）

薬物治療：アモキシシリン水和物やミノサイクリン塩酸塩など抗菌薬での治療が基本である。

専門医へのコンサルト

抗菌薬投与後のアレルギーや，発熱・頭痛・皮疹などの症状(ヤーリッシュ・ヘルクスハイマー反応)などもあるため，診断がついたら感染症専門医への紹介が望ましい。

肛門周囲皮膚炎（カンジダ症）

松島小百合

この症状があったら疑う！

主　訴 肛門周囲がかゆい，ヒリヒリする

見た目 辺縁が比較的不明瞭な皮膚が発赤（紅斑）し，湿潤している様子

特徴

- カンジダ菌により引き起こされる皮膚炎。
- 肛門周囲のかゆみ，ヒリヒリ感，皮膚の発赤を主訴に受診する。

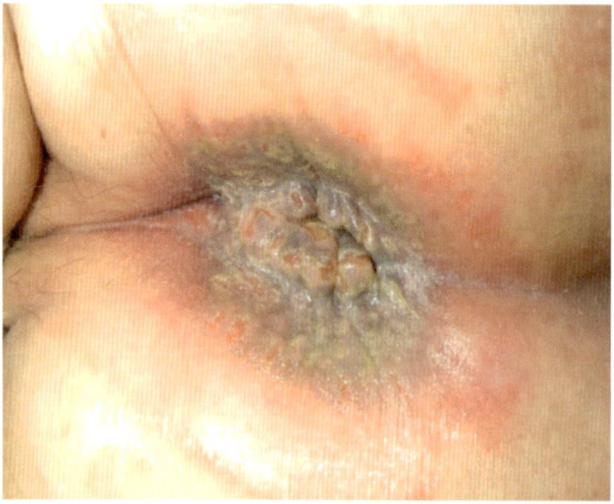

境界不明瞭な皮膚発赤。掻きすぎて表皮剥離を伴う

▷アトラス p.108

原因

細菌増殖：常在菌である**カンジダ菌**が増殖することで皮膚炎をきたす。

生活習慣：過剰に肛門周囲を洗いすぎたり，拭きすぎる。

問診のポイント

症状：発症時期，かゆみの症状が生活に及ぼす影響（日中かゆくて仕事に集中できない，夜間かゆくて目が覚めるなど）
排便習慣：排便回数・便性状（便が硬いか，下痢か）・排便時間など
生活習慣：洗いすぎ・拭きすぎ，ウォシュレットを強く長く使っていないか
ステロイドの長期誤用

鑑別診断

悪性腫瘍（肛門管癌）：上皮や粘膜が不整で硬く，出血や疼痛を伴う。
白癬：カンジダは辺縁が不明瞭で湿潤している様子だが，白癬は辺縁が明瞭な発赤，乾燥している様子，鱗屑を伴うことが多い。
薬疹：強いかゆみを訴える。肛門周囲に外用している薬物があれば可能性を考慮する。
ほかの皮膚疾患（硬化性萎縮性苔癬・乾癬など）：外用薬で改善しない場合，生検にて診断がつくこともある。

検査・治療

検査：肉眼所見で鑑別不能の場合，カンジダ培養検査を行う。
薬物治療：
- 肉眼所見で明らかな場合：抗真菌薬外用薬を処方する。
- 肉眼所見で鑑別不能の場合：抗ヒスタミン薬外用薬を処方する。
- 症状が強い場合：抗ヒスタミン薬内服や，短期間のステロイド外用薬併用。

排便障害を伴う場合：慢性下痢や便秘で拭きすぎたり，ウォシュレットを過剰に使うことが誘因となり発症する場合があり，排便障害は同時に治療する。
2～3カ月保存的治療で症状が改善しない場合：悪性腫瘍などの鑑別目的で生検を検討。

専門医へのコンサルト

保存的加療で症状が改善しない場合。

ボーエン病

松島小百合

この症状があったら疑う！

主　訴　肛門周囲がかゆい，ヒリヒリする。痛みやできものがある
見た目　肛門周囲の不整形のざらざらした皮疹

特徴

- 早期の皮膚癌。
- 肛門周囲のかゆみ，ヒリヒリ感，皮膚の発赤を主訴に受診する。自覚症状がないこともある。
- 外用薬で改善しない皮疹の場合はボーエン病を疑う。

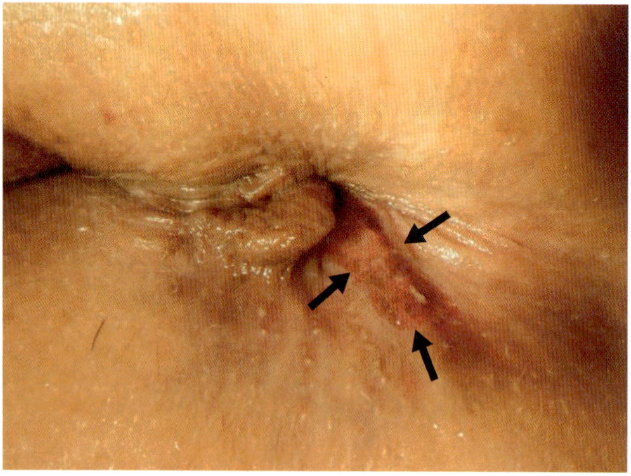

肛門後方に境界明瞭な紅色のびらんがある（矢印）

▷ アトラス p.109

原因

ヒトパピローマウイルス(HPV)16・18の**感染**が原因として知られている。

問診のポイント

症状：
- 症状の開始時期
- かゆみや痛みの有無

治療歴：皮膚炎に対する治療歴など

鑑別診断

肛門周囲皮膚炎(p.70)：ボーエン病と同様，肛門周囲のかゆみ，ヒリヒリを主訴に来院。外用薬(抗ヒスタミンやステロイドなど)で改善することが多い。
その他の悪性腫瘍：肛門部パジェット病(p.74)，扁平上皮癌などもステロイド外用で改善がみられず，生検にて診断がつくことがある。

検査・治療

検査：ほかの悪性腫瘍と鑑別するためにも，生検を行う。
手術：診断がついたら手術による一括切除が基本。

専門医へのコンサルト

ボーエン病と診断がついたら専門医(皮膚科・形成外科など)へコンサルトする。

肛門部パジェット病

酒井 悠

この症状があったら疑う！

主 訴 肛門周囲にかゆみ・痛みがあるが薬で改善しない。出血したり，濡れる感じがある

見た目 肛門周囲の湿疹や接触皮膚炎様の皮疹。進行するとびらんや痂皮を形成し，粘液排出による湿潤・硬結・結節を生じる

特徴

- 乳房外パジェット病は，アポクリン腺の豊富な領域（肛門周囲，外陰部，腋窩など）に発生するまれな悪性腫であり，特に肛門部に生じたものを肛門部パジェット病という。
- 肛門部パジェット病に酷似したものに，肛門や直腸の癌が表皮内を進展するパジェット現象（pagetoid spread）がある。
- 60 歳以上の男性に多く，男女比は約 2：1 とされる。

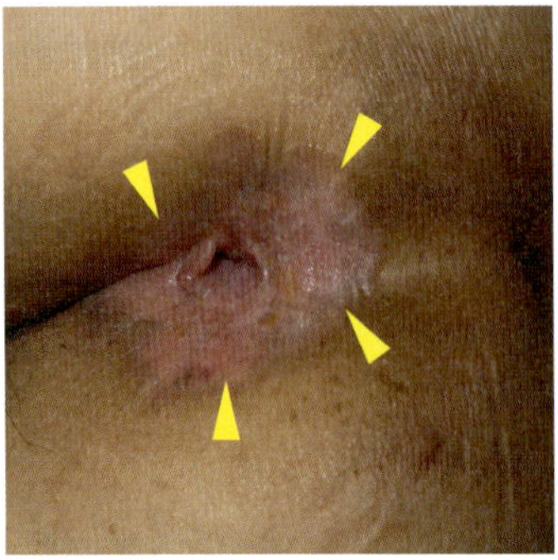

肛門周囲に不整形の湿潤した発赤・びらんを認める

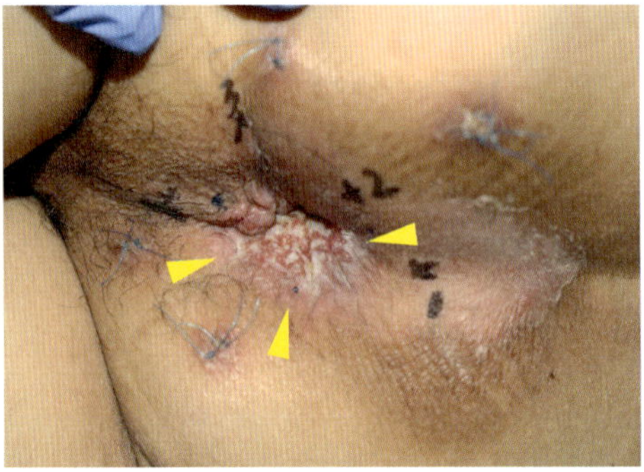

周囲の糸は進展範囲確認のためのマッピング生検部位

（右写真は横浜市立大学大学院環境免疫病態皮膚科学 石川秀幸先生のご厚意による）

▷アトラス p.110

原因

不明

問診のポイント

生活習慣(皮膚炎の原因)：洗いすぎ，拭きすぎ，ウォシュレットを強く長く使っていないか

症状：

- いつから症状があるか
- 前治療の有無(経過が長かったり，保存治療が無効だったりすることが多い)

鑑別診断

皮膚真菌症：培養，鏡検で真菌を認める。

接触皮膚炎：原因物質(軟膏，便，オムツなど)の接触により生じる。原因の除去，保存的加療で改善する。

肛門掻痒症：色素脱失や皺の肥厚などの慢性変化を認める。保存的加療で症状が改善する。

帯状疱疹，単純疱疹：肛門部パジェット病と異なり，水疱形成を認める。

検査・治療

検査：肛門部パジェット病とパジェット現象は治療法，予後が著しく異なる。肛門部パジェット病が疑われる場合は，直腸肛門部の癌がないか，指診，肛門鏡，内視鏡などで精査する。

手術：原則として外科的切除を行う。

専門医へのコンサルト

- 治療は外科的な切除であるため，診断がついたら専門医へ紹介する。
- 保存的治療で改善しない皮疹を認めた場合，漫然と保存加療を継続せず，生検や専門医へのコンサルトを検討する。

クローン病

松島小百合

この症状があったら疑う！

主　訴 肛門の痛み，出血，腫れ，下痢が続く，腹痛などの症状を繰り返す

見た目 肛門縁をはみ出す潰瘍，痔瘻，皮膚の湿潤した様子，むくんだ皮垂がみられる

特徴

- 炎症性腸疾患の一種。
- 通常の痔瘻や裂肛と同じような主訴で来院する。
- 下痢や腹痛の有無は症例によるため，特徴的な見た目からクローン病を疑って診療にあたることが重要である。

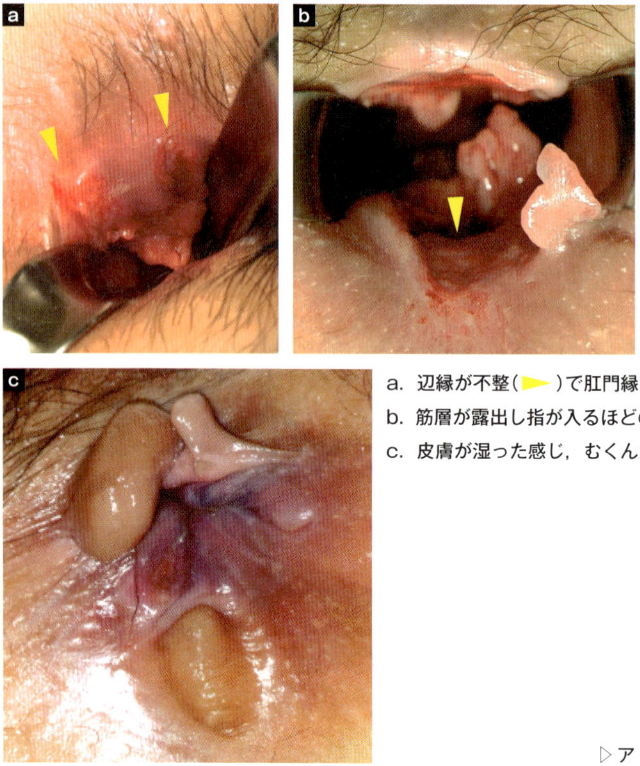

a．辺縁が不整（▶）で肛門縁をはみ出す潰瘍
b．筋層が露出し指が入るほどの深い潰瘍（▶）
c．皮膚が湿った感じ，むくんだ皮垂

▷アトラス p.138

原因

はっきりとした原因は不明だが，なんらかの遺伝的要因を背景として免疫の働きが異常になることが発症の要因と考えられている。

問診のポイント

症状：
- 発症時期
- 腹部症状の有無
- 炎症性腸疾患の家族歴の有無

排便習慣：排便回数・便性状（下痢が続くか）など
胃・大腸内視鏡検査の施行歴：過去の検査で異常を指摘されたか

鑑別診断

悪性腫瘍（直腸癌・肛門管癌）：上皮や粘膜が不整で硬く，出血や疼痛を伴う。クローン病の長期経過例は，直腸・肛門部の癌の可能性を考慮して診療にあたることが重要である。
通常の裂肛（p.36）：辺縁が整で，肛門縁からはみ出ることはない。
通常の痔瘻（p.42）：クローン病では肛門潰瘍が原因で痔瘻となる場合もあるが，通常の痔瘻では潰瘍を伴わない。

検査・治療

検査：クローン病を疑った場合には，積極的に麻酔下での診察・生検を行い，早期に診断をつけることが重要である。
手術：肛門周囲膿瘍があれば切開排膿を行い，ドレナージシートンを留置する。
クローン病の患者に対して痔瘻や裂肛の根治術をした場合，難治創となり肛門括約筋の機能を損なう例が多く，手術での根治術は推奨されない。

専門医へのコンサルト

- クローン病を疑った場合は早急にコンサルトする。

潰瘍性大腸炎

松島小百合

この症状があったら疑う！

主 訴 便に血や粘液が混ざっている，下痢，発熱，腹痛，便失禁などがある

見た目 特徴的な肛門病変はない。直腸鏡で直腸に血液を認め，直腸粘膜の浮腫・アフタ・白苔の付着などを認める。内視鏡では直腸から連続して病変を認めることが多い

特徴

- 炎症性腸疾患の一種。若年に多い。
- 潰瘍性大腸炎に特徴的な肛門病変はない。
- 血便，粘血便，下痢，発熱，腹痛，便失禁などを訴える。
- 下痢による裂肛や肛門狭窄，痔瘻などを主訴に受診する場合もある。

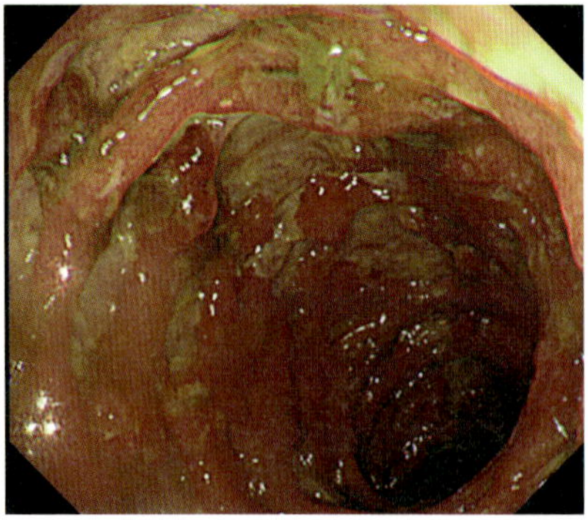

肛門周囲膿瘍の診断で紹介受診。1カ月以上続く下痢，発熱があり，内視鏡検査にて重症潰瘍性大腸炎に痔瘻・肛門周囲膿瘍が合併していた患者

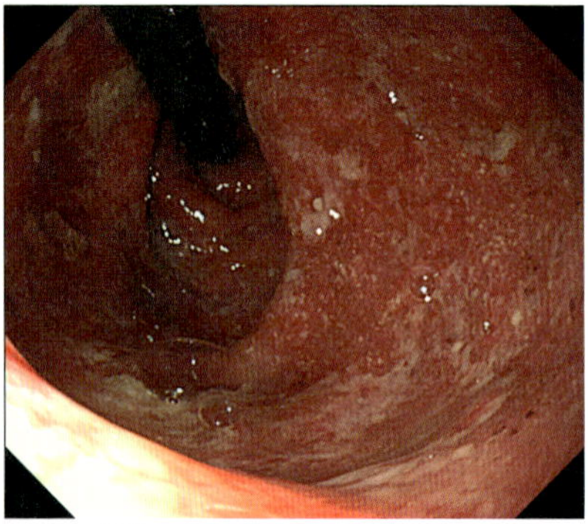

血便・粘液の漏れを主訴に来院。内視鏡検査にて潰瘍性大腸炎の診断

▷アトラス p.140

原因

はっきりとした原因は不明だが，自己免疫機能の異常などが考えられている。

問診のポイント

症状：
- 発症時期
- 発熱・腹部症状の有無
- 食事・飲水ができるか(重症だと困難)
- 炎症性腸疾患の家族歴の有無

排便習慣：排便回数・便性状(下痢の有無)など

鑑別診断

感染性腸炎：多くの感染性腸炎は急性発症であるのに対し，潰瘍性大腸炎は慢性の経過であることが多い。一方で慢性の経過をたどるアメーバ性大腸炎や腸結核などもあり注意を要する。

虚血性大腸炎(p.82)：虚血性大腸炎は中高年女性に多いのに対し，潰瘍性大腸炎は若年(20歳代)に多い。

炎症性腸疾患［クローン病(p.76)**など］**：クローン病は特徴的な肛門病変(肛門縁をはみ出す潰瘍)を認めるが，潰瘍性大腸炎との鑑別が難しい症例もある。

検査・治療

バイタルの確認：腹膜刺激徴候があって穿孔を疑う，大量下血でショックバイタル，など命にかかわる病状で来院する場合もあるため注意する。

大腸内視鏡検査：穿孔を疑う所見がなくバイタルが安定していれば，大腸内視鏡検査を施行する。直腸からS状結腸までの観察であれば前処置なし，もしくは浣腸程度の前処置で検査が可能である。生検や便培養，血液検査などを施行する。

専門医へのコンサルト

潰瘍性大腸炎を疑った場合は速やかに消化器内科へコンサルトする。

大腸憩室出血

酒井　悠

この症状があったら疑う！

主　訴　腹痛はないが，急に血便が出た
見た目　肛門は異常がなく，肛門鏡で直腸に鮮血～暗赤色の血液がみられる

特徴

- 急性下部消化管出血の原因として最も多い。
- 高齢者に多く，わが国では男性に多い傾向がみられる。
- 日本人では大腸憩室は右側結腸に多いが，加齢に伴い左側結腸の割合が増加する。

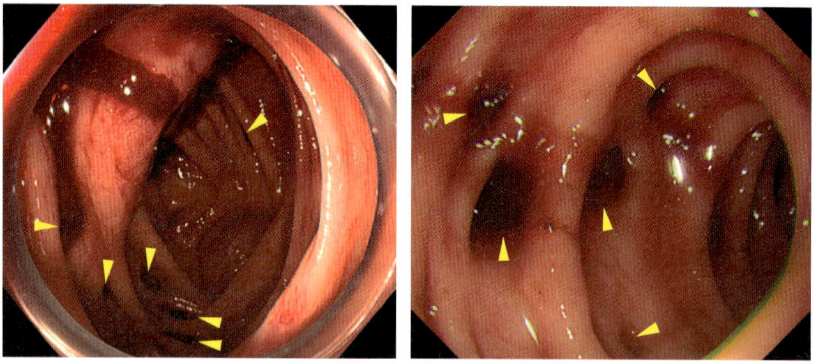

多発する憩室（矢頭）と，周囲に血液を認める

▷アトラス p.141

原因

大腸憩室の原因：大腸内圧の異常な上昇（便秘や腸管の攣縮），加齢による腸管壁の脆弱化など
出血のリスク因子：男性，高齢，NSAIDs やアスピリンの内服，肥満

問診のポイント

症状の確認：腹痛，下痢の有無（憩室出血は腹痛，下痢を伴わない）
大腸憩室の指摘の有無
血便のタイミング，回数，性状：一般に出血が肛門より口側になるにつれて，鮮血便から暗赤色便になるが，量が多いと右側結腸や上部消化管出血でも鮮血便を呈することがある。排便時のみの鮮血は痔核出血を疑う。

鑑別診断

上部消化管出血：黒色便が多いため色で判別できるが，大量出血の場合，暗赤色～鮮血便のこともある。
内痔核（p.28）：排便時の出血。内視鏡では直腸より口側には血液を認めない。
大腸癌（p.52），**大腸ポリープ**：大量出血はまれ。
虚血性大腸炎（p.82）：血便が出るのは同じだが，腹痛を伴うことが多い。
感染性腸炎：腹痛や発熱を伴う。
潰瘍性大腸炎（p.78）：腹痛や発熱を伴うことがある。
放射線性腸炎（p.84）：放射線治療歴がある。内視鏡で特徴的な拡張血管を認める。

検査・治療

バイタルの確認：バイタルサインが不安定な場合は血液検査や輸液（必要があれば輸血）を行い，安定を図る。
検査：肛門診察で痔核を認めても，肛門鏡で直腸に血液を認めた場合や，出血の性状から下部消化管出血が疑われる場合は追加検査を施行する。
大腸内視鏡は診断後にそのまま治療が可能であり，第一選択であるが，緊急で施行できない場合は造影 CT を検討する。

専門医へのコンサルト

出血量が多い場合は内視鏡的止血術，それに不応な場合は動脈塞栓術や大腸切除術が必要なため，速やかにコンサルトする。

虚血性大腸炎

酒井　悠

この症状があったら疑う！

主　訴 （中高年者で）急に左～下腹部が痛くなった，それに続いて下痢・血便がみられた

見た目 肛門は異常がなく，肛門鏡で直腸に鮮血～暗赤色の血液がみられる

特徴

- 左半結腸（脾彎曲部，S状結腸）に好発し，血流悪化により生じる。
- 中高年女性に多いが，若年者の発症もある。
- 軽症から順に「一過性」「狭窄性」「壊死性」に分類され，多くが保存的加療のみで数日～1週間程度で改善する「一過性」である。

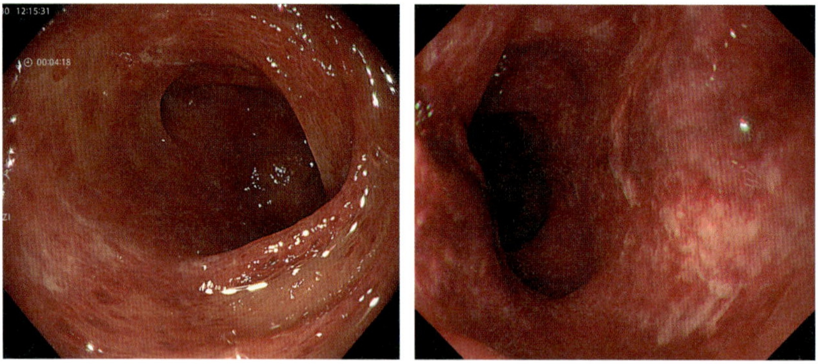

内視鏡：縦走傾向にある血管拡張，うろこ模様，偽膜様所見

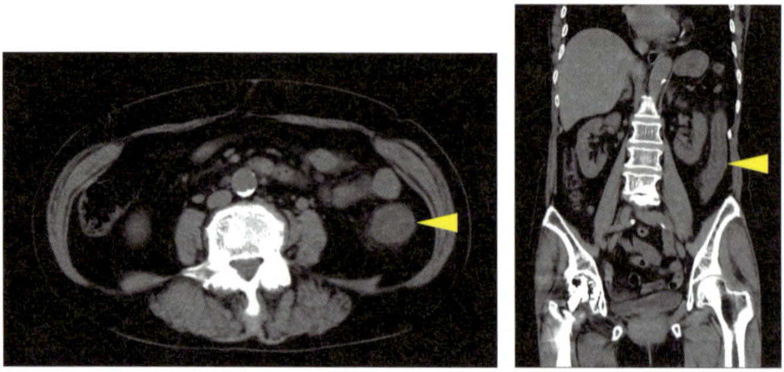

CT：虚血部位に一致する腸管壁肥厚

▷アトラス p.141

原因

腸管側因子：下剤や浣腸による腸管蠕動亢進，便秘や腫瘍による腸管内圧上昇
血管側因子：動脈硬化，攣縮，血管炎などによる血流悪化

問診のポイント

症状：下血の前の**腹痛の有無**（ないこともある）
血液の性状：鮮血でなく粘液が混ざったり，暗赤色であることが多い。

診察のポイント

バイタルサイン：発熱やショックバイタルの有無
腹部診察：疼痛部位や程度，腹膜刺激症状の有無
まれに穿孔・腹膜炎をきたす重症例があることを念頭において診察する。

鑑別診断

薬剤性腸炎：原因となる抗菌薬や NSAIDs の使用歴があれば疑う。
感染性腸炎：症状は虚血性大腸炎と似ているが，周囲の流行歴を鑑みる。
潰瘍性大腸炎（p.78）：慢性の経過。直腸から連続する全周性病変（例外あり）。
閉塞性大腸炎：症状は虚血性大腸炎と似ているが，炎症部位の肛門側に閉塞性病変がみられる（主に大腸癌）。

検査・治療

検査：血液検査，CT 検査，内視鏡検査
多くは軽症の「一過性」で，外来や入院での経過観察のみで改善する。

専門医へのコンサルト

まれに緊急手術が必要な症例があるため，持続する血便や強い腹痛，腹膜刺激症状などがある場合は専門医へのコンサルトを検討する。

放射線性腸炎

酒井　悠

この症状があったら疑う！

主　訴　肛門から出血した

見た目　直腸に血液成分や毛細血管拡張を認める

特徴

- 直腸周囲臓器に対する放射線治療歴のある患者で生じる。
- 主訴は下血が多いが，重症例では狭窄による腸閉塞，腸管穿孔，瘻孔なども起こしうる。
- 内視鏡検査で下部直腸に易出血性の毛細血管の拡張，びらん・潰瘍がみられる。

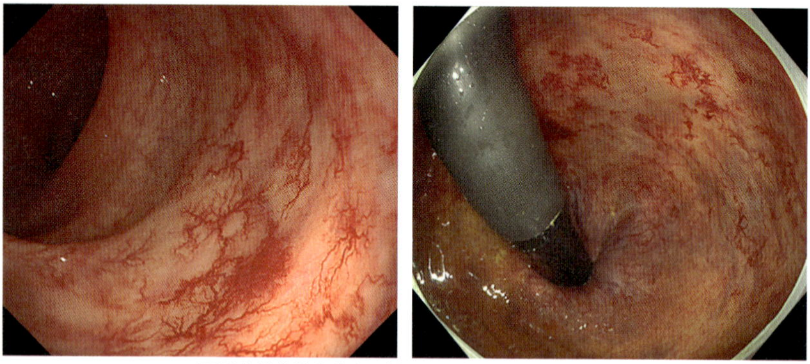

下部直腸前壁を中心に拡張した新生血管を認める

▷アトラス p.142

原因

泌尿器科系や婦人科系臓器，直腸への放射線照射による腸管の炎症および微小循環障害。

問診のポイント

出血の性状や量：出血量はさまざまだが，直腸からの出血のため鮮血
放射線治療歴の確認：早期障害(照射中～数カ月以内)と晩期障害(照射から半年後以降～)に分けられ，臨床上問題になるのは後者である。治療後30年経過してからの発症例もあり，過去まで遡っての病歴確認が重要となる。

診察のポイント

放射線治療歴があり，肛門鏡で直腸に血液や炎症を認めた場合は本疾患を念頭におく。

鑑別診断

内痔核(p.28)：下血だけでなく，排便時に脱出を伴う。
裂肛(p.36)：下血だけでなく，排便時に疼痛を伴う。
大腸憩室出血(p.80)：内視鏡検査では直腸～原因憩室付近まで血液を認める。放射線性腸炎と異なり，直腸粘膜には異常がない。
虚血性大腸炎(p.82)：出血前に急性の腹痛を認める。

検査・治療

内視鏡検査：左写真のような特徴的な新生血管を認める。
生検や止血のための注射療法，凝固療法を契機にして潰瘍，瘻孔をきたすこともあるので，不用意な検査・治療は避けるべきである。
出血量が少なく，自然に止血が得られる場合は経過観察。

専門医へのコンサルト

出血が多い場合，潰瘍・狭窄を認める場合は消化器内科へコンサルトする。出血に対しては内視鏡的なAPC(argon plasma coagulation)治療，多発潰瘍に対しては高圧酸素療法，重度の狭窄に対しては手術治療などが行われる。

急性出血性直腸潰瘍

松島小百合

この症状があったら疑う！

主　訴 急に下血するようになった，肛門からの出血が止まらない

見た目 内視鏡検査で直腸壁の潰瘍・出血がみられる

特徴

- 疾患概念は，「重篤な基礎疾患を有する高齢者に突然無痛性の大量血便で発症し，歯状線近くの下部直腸に不整形，輪状の潰瘍を有する疾患」[1)]。
- 腹部症状などはなく，突然何度も下血し止まらないという主訴で来院することが多い。

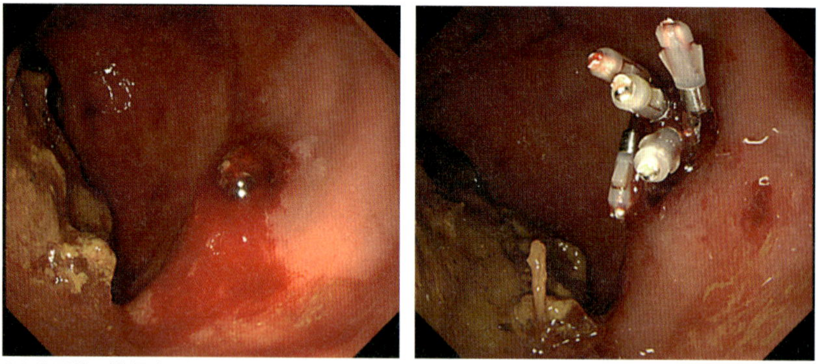

82歳男性。排便時の便器が真っ赤になる出血が何度もあり来院。併存疾患：高血圧・不整脈（リクシアナ内服）。クリッピングし止血を得られた

▷アトラス p.142

原因

患者背景：寝たきりの高齢者に多く，動脈硬化を背景とした下部直腸粘膜の血流障害が原因とされる説が有力である。しかし，基礎疾患のない若年にみられたとする報告もあり，原因については諸説ある。

内服歴：抗血小板薬，抗凝固薬，NSAIDs などの内服がリスクとする報告もある。

問診のポイント

バイタルサイン：ショックバイタルで来院する場合もあり，注意が必要。
症状：
- 発症時期
- 出血量(便器が真っ赤か，何回下血したか)

内服：抗血小板薬，抗凝固薬，NSAIDsなどの内服歴

鑑別疾患(直腸潰瘍をきたす疾患)

宿便性潰瘍：硬便の摘便後などにみられる。歯状線にかかる不整形の白苔を伴う潰瘍が特徴である。
炎症性腸疾患・感染性腸炎：クローン病(p.76)や潰瘍性大腸炎(p.78)，サイトメガロウイルス腸炎など。急性出血性直腸潰瘍と異なり直腸以外にも病変を有する場合が多い。
放射線性腸炎(p.84)：放射線照射歴があり，毛細血管拡張像を認める。

検査・治療

バイタルサインを確認し，必要があれば補液・輸血などを行う。

専門医へのコンサルト

内視鏡的な止血が必要であり，大腸内視鏡検査が施行可能な施設へ紹介する。内視鏡で止血困難な場合にはIVR(Interventional Radiology)や，人工肛門造設が必要となる報告もあるため，総合病院での治療が望ましい。

文献

1) 広岡大司，ほか：急性出血性直腸潰瘍─臨床像を中心に─. Gastroenterol Endosc 1984；26：1344-50.

機能性直腸肛門痛

酒井　悠

この症状があったら疑う！

主　訴 肛門や，おしりの奥のほうが痛い。数秒～数分間の一過性の疝痛から30分以上持続する鈍痛などさまざまである

見た目 異常なし

特徴

- 疼痛を訴えるが器質的異常所見を認めない。
- 疼痛の性状はピリピリ，チクチク，鈍痛，違和感など多様。
- 排便障害や精神疾患の合併が多い。

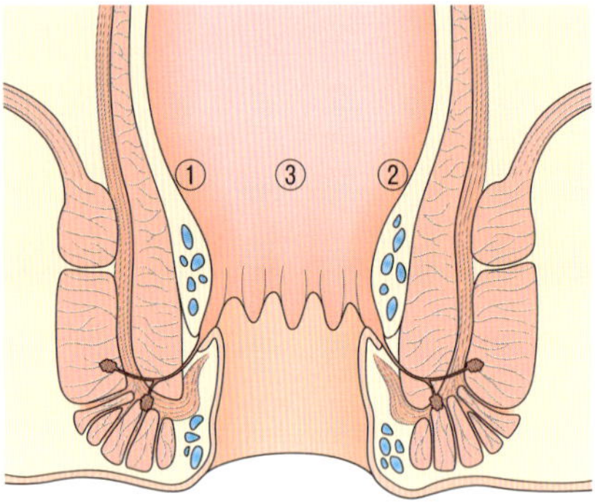

会陰神経走行部位や恥骨直腸筋に圧痛がみられることが多い
①②左右会陰神経走行部の圧痛
③後方の恥骨直腸筋の牽引痛

原因

肛門括約筋や肛門挙筋の攣縮，神経痛などが原因と考えられているが，明らかな原因は不明。
長時間の座位や車・自転車の運転，ストレス，排便が契機になる場合がある。

問診のポイント

疼痛の経過：慢性または急性，持続時間
契機の有無：上記を参照

鑑別診断

直腸肛門周囲膿瘍(p.46)：膿瘍部に発赤，腫脹，圧痛を認める。
痔瘻(p.42)：診察で瘻管を触知する。
血栓性外痔核(p.32)：肛門縁付近に血栓を認める。
裂肛(p.36)：排便時に疼痛，出血を認める。
直腸癌・肛門管癌：硬結を触知する。

検査・治療

視診，直腸肛門診：器質的異常がないことを確認する。
薬剤加療：軟膏や坐薬での経過観察が可能だが，器質的疾患の除外が必須なので，症状が続く場合は超音波検査，CT/MRI検査，内視鏡検査などを行う。

専門医へのコンサルト

器質的疾患の精査のため，また治療法が多岐に渡るため，症状が続く場合は専門医へ紹介する。

Column

「機能性直腸肛門痛の分類(Roma IV 分類を改変)」

分類	特徴
肛門挙筋症候群	・慢性または繰り返す，30分以上続く疼痛 ・恥骨直腸筋の後方への牽引痛
非特異的機能性直腸肛門痛	・肛門挙筋症候群と同様の疼痛 ・恥骨直腸筋の後方への牽引痛はない
一過性直腸肛門痛	・排便に関係のない繰り返す数秒から数分の疼痛 ・疼痛と疼痛の間は症状なし

(Stanghellini V, et al：Gastroenterology 2016；150：1380-92. PMID：27147122. を参考に作成)

便失禁

松島小百合

この症状があったら疑う！

主 訴 便意はないが下着に便がつく，粘液が漏れる，便意を催してもトイレに間に合わないなど

特徴

- **漏出性便失禁**：便意はないが下着に固形便・泥状便・粘液がつくこと
- **切迫性便失禁**：便意を催して間に合わず下着を汚すこと

原因

いくつかの原因が組み合わさって，便失禁の症状に結びつくことが多い。

便通異常：過敏性腸症候群，炎症性腸疾患，下剤の過剰な使用など

肛門括約筋不全：加齢，分娩外傷，直腸肛門部の手術既往など

直腸肛門疾患：直腸脱，直腸瘤，直腸重積など

ほかにもさまざまな原因がある。

問診のポイント

症状：
- 頻度
- 便の性状と漏れる量
- 便意の有無

既往歴：
- 直腸肛門部の手術既往
- 炎症性腸疾患，糖尿病，分娩外傷などの有無

排便習慣：排便回数・便性状・腹痛や腹部違和感の有無など

検査・治療

保存的加療：排便コントロール，骨盤底筋体操など

手術：直腸脱，Ⅳ度の痔核や直腸粘膜脱がある場合は手術を考慮する。直腸瘤，肛門括約筋断裂などがあり，保存的加療でも症状が改善しない場合は手術(肛門括約筋修復術，仙骨神経刺激療法など)を考慮する。

糞便塞栓による溢流性便失禁(直腸の便塊の脇から便が漏れる)の場合は，摘便により症状が改善する。

糞便塞栓による溢流性便失禁をきたした症例のCT検査所見

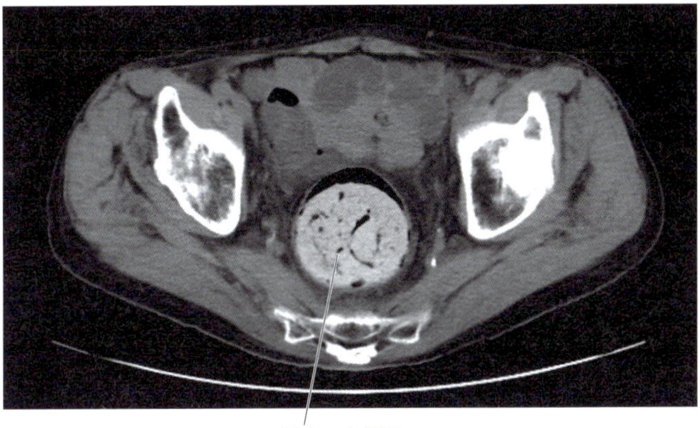

専門医へのコンサルト

便失禁の要因は複合的で，治療に時間を要することが多く，保存的加療で改善しない場合は専門医にコンサルトする。

直腸瘤

酒井　悠

この症状があったら疑う！

主　訴　排便困難感，残便感，排便時の腟部の圧迫感がある。腟や会陰部を押して排便する（用指排便介助）

見た目　直腸指診で直腸前壁がポケット状に膨隆する

特徴

- 排便時に直腸前壁が腟側に膨隆する病態である。
- まれに男性に認めるが，ほとんどは女性に認められる。
- 便秘，残便感，排便困難，便失禁，肛門痛，腟部の不快感などさまざまな症状の原因になる。

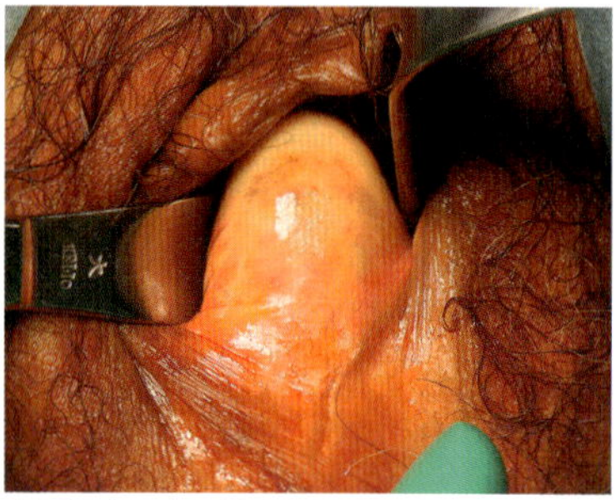

直腸視診で直腸前壁を圧迫すると，腟側に直腸瘤が突出する

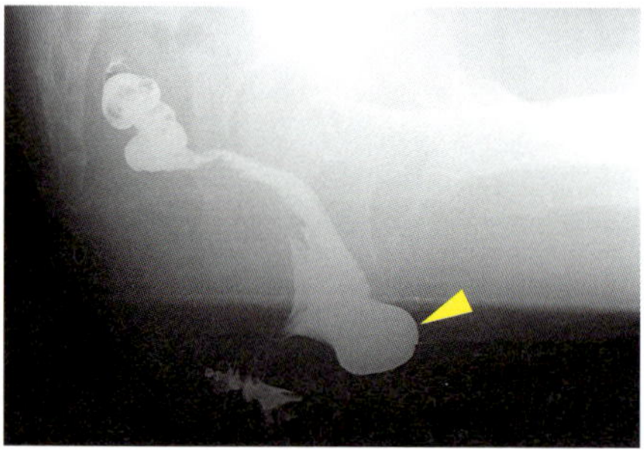

排便造影検査：前方に突出する直腸瘤を認める

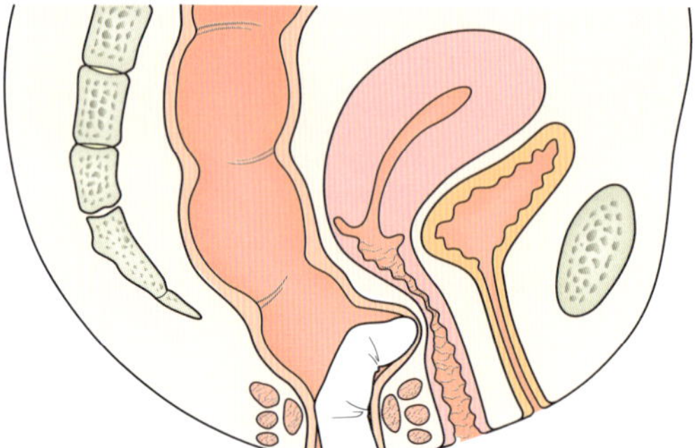

▷アトラス p.128

原因

直腸腟隔壁の脆弱化：経腟分娩，加齢，子宮摘出術など
直腸前壁への圧力：便秘，排便時の過度の息み，奇異性収縮（排便時に弛緩すべき肛門を締めてしまう）など

問診・診療のポイント

排便の状況：
- 排便困難感
- 過度の息み
- 残便感とそれによる頻回便
- 排便時の腟部の膨隆
- 用指排便介助の有無

直腸指診：問診で直腸瘤が疑われ，かつ直腸指診で直腸前壁の弛緩・ポケット状の陥凹を認めれば容易に診断できる。直腸瘤があっても症状がなく，病的意義を認めない場合もある。

鑑別診断

直腸脱（p.50）：直腸瘤と異なり，脱出する病変を認める。直腸瘤に合併することもある。
子宮脱・膀胱脱：視診，直腸指診で判別可能だが，直腸瘤に合併することもある。

検査・治療

保存的治療：便秘の治療（生活習慣の改善，軟便剤など），排便方法の指導（奇異性収縮や過度の息みの改善）

専門医へのコンサルト

精査には排便造影検査が最も有用である。排便造影検査や排便方法の指導（バイオフィードバックを含む），その後の外科的治療は専門性が高いので，患者が改善を希望される場合は専門医へ紹介する。

診療のワンポイントアドバイス

性感染症が疑われたとき，患者家族にどう配慮する？～ある診療現場から～

鈴木紳祐

1 患者の来訪

「先生，ちょっと話を聞いていただけますか……。」

その日，診療所を訪れたのは50代の男性，田中さんでした。いつも明るい田中さんが，今日はどこか表情が硬いのです。診察室に入るなり，「最近，お尻にできものができたみたいなんです」と，声を潜めるように言いました。

「いぼ痔でもできましたかね？　そんなに心配しなくて良いですよ。一度診察しましょうか？」と尋ねると，田中さんは躊躇いながら「正直に言います。妻には内緒ですが，以前から仕事の付き合いで怪しいお店に行ってしまいまして……。それから肛門の周りにできものができて，すぐに病院に来ました。そのお店の方にも，できものがあったので心配で。」と打ち明けてくれました。

診察と検査を進めた結果，田中さんは尖圭コンジローマの疑いが強いことがわかりました。性感染症が判明したとき，医師として考えなければならないのは，**治療と同時に患者の精神的ケア，そして家族への対応**です。特に配偶者に対する配慮は，患者との信頼関係を守るために非常に重要です。

2 診断結果の告知とプライバシーの配慮

検査結果を伝える際，筆者はまず田中さんと個別で話をしました。

「田中さん，検査の結果，尖圭コンジローマの疑いが濃厚です。ただし，適切な治療をすれば完全に治りますので，安心してください。」と伝えた後，彼の表情が少し和らぎました。

「先生，このことを妻に話さなければいけないでしょうか……？」

田中さんの声は再び小さくなります。感染症に関する話題は，どうしても患者に罪悪感や恥ずかしさを伴います。しかし，パートナーにも感染のリスクがある場合，どのように伝えるかは非常にデリケートな問題です。

「田中さん，性感染症はお互いの健康の問題でもありますから，奥様にもお伝えすることが望ましいです。でも，どうお伝えするかは田中さんご自身で決めていただければと思います。こちらから直接ご家族にお話しすることはありません。どこまで伝えるかを一緒に考えましょう。」

田中さんの目が少し潤みました。

「ありがとうございます。妻にうまく話せるかどうか，自分でも不安です。」

3 家族への伝え方を考える

「もしよろしければ，私がどのように説明するかの例をお話ししますね。性感染症が判明すると，つい相手を責めてしまいがちですが，『自分を守るための検査だ』という観点で伝えるのが大切です。」

例えば，田中さんが奥様に「実は最近，肛門にできものができて診察を受けたら，感染症の疑いがあると言われた。妻にも診察を受けておいてほしい」と伝えることを提案しました。

「ただ，感染症といっても，どこから移ったのかわからないこともあります。**『大切な人だからこそ安全を確かめたい』とお伝えするのがポイント**です。」とアドバイスしました。

田中さんは少し考え込んでから頷き，「先生，妻にはこう伝えます。『お互いに安心するために一度診察を受けよう』と。妻がどう反応するかはわかりませんが，僕が責任を持って話します。」と，決意を固めたようでした。

4 家族との対話：受診をどう促すか

数日後，田中さんが再び診療所を訪れました。

「先生，妻に話しました。最初はすごく怒られましたけど，最後には『わかった，一度診察を受けるわ』と言ってくれました。自分の行動を反省していますし，先生がアドバイスをくださったおかげで，責めずに話せました。」

その後，田中さんの奥様も検査を受け，幸い感染は見られませんでした。しかし，このできごとは夫婦間で深い対話を生むきっかけになったようです。

「これを機に，妻ともっとオープンに話し合おうと思っています。自分たちの健康のことも含めて，二人で一緒に考えていけるようになりたいです。」

5 まとめ：性感染症を通じた患者と家族の向き合い方

田中さんのケースは，性感染症が単なる身体的な病気ではなく，患者と家族の関係にも深く影響を与える問題であることを示しています。このような診療では，**患者本人のプライバシーを守りつつ，家族全体が今後どのように向き合っていくか**を考えなければなりません。

性感染症の診断や治療の際，医療者としてできることは，患者が孤立感を抱かないようにし，治療だけでなく心理的サポートも提供することです。そして，家族に対しても「お互いの健康を守るためのアプローチである」と伝え，健康管理に前向きに取り組める環境を整えていくことが重要です。

性感染症は，適切な治療と支援を行えば十分に解決できる問題です。しかし，患者と家族がこの事実を前向きに受け入れ，安心して治療に臨めるような信頼関係を築くことこそ，私たち医療者に求められる本当の役割だといえます。

6 最後に

今回は，尖圭コンジローマをテーマに解説しました。尖圭コンジローマは，性感染症と考えられがちですが，性的接触にまったく心当たりがなく，サウナや銭湯などでの感染が疑われる方も少なからずいらっしゃいます。

尖圭コンジローマにかかったことを知り，深く傷つき，自分を責める方もいらっしゃいます。そうした方へは精神的にもサポートする必要があるかもしれません。

Ⅲ 疾患アトラス

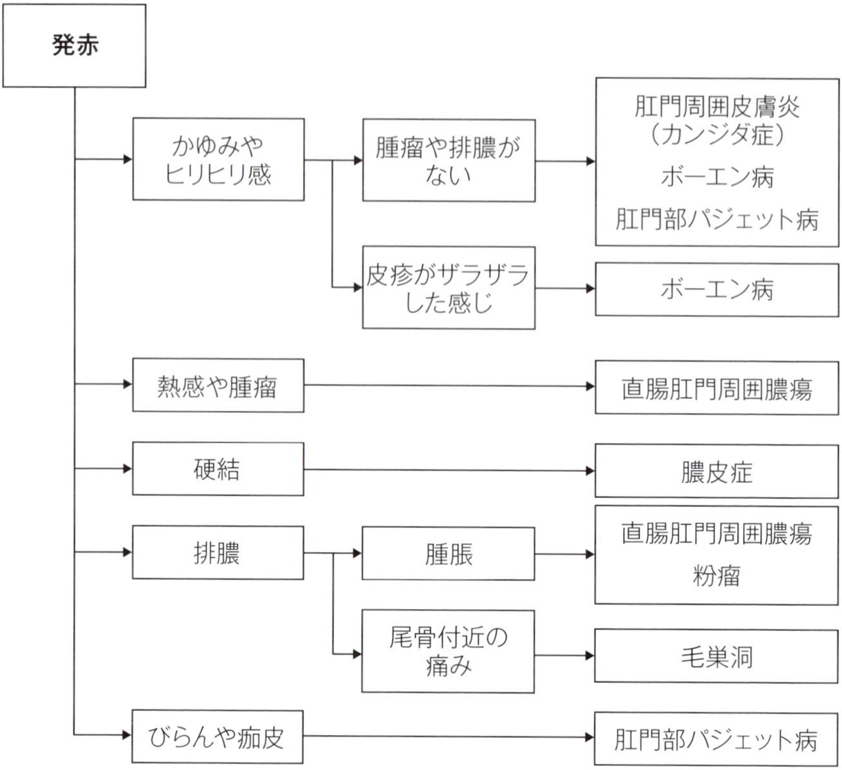

肛門周囲皮膚炎（カンジダ症）
疾患解説 ▷ p.70　アトラス ▷ p.108

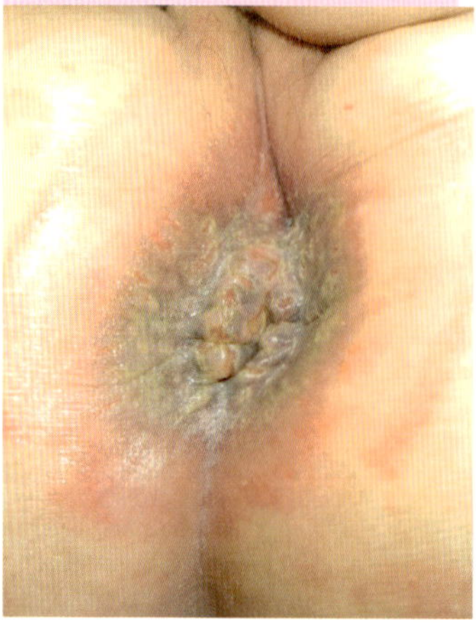

ボーエン病
疾患解説 ▷ p.72　アトラス ▷ p.109

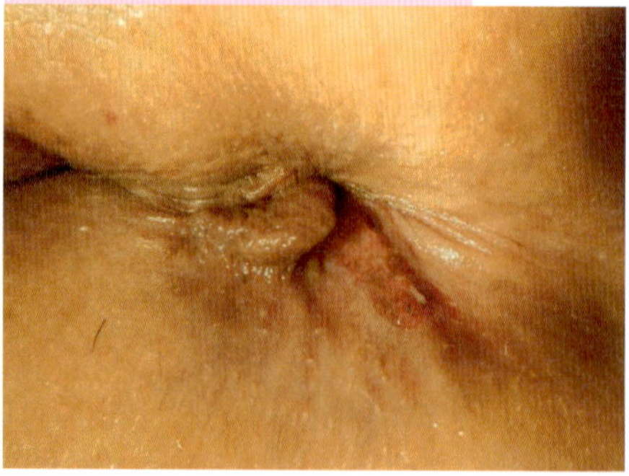

肛門部パジェット病
疾患解説 ▷ p.74　アトラス ▷ p.110

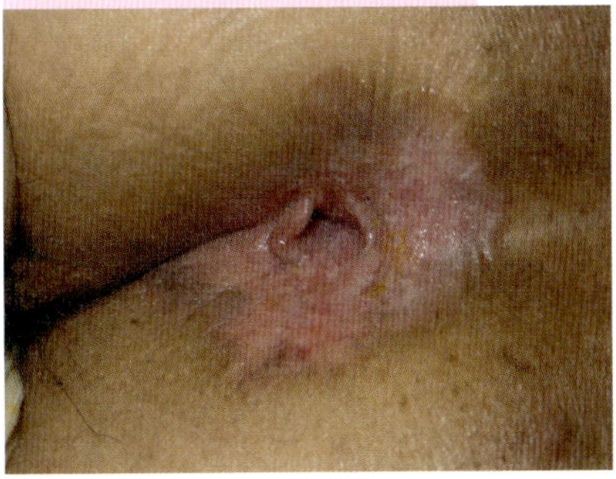

膿皮症（化膿性汗腺炎）
疾患解説 ▷ p.60　アトラス ▷ p.114

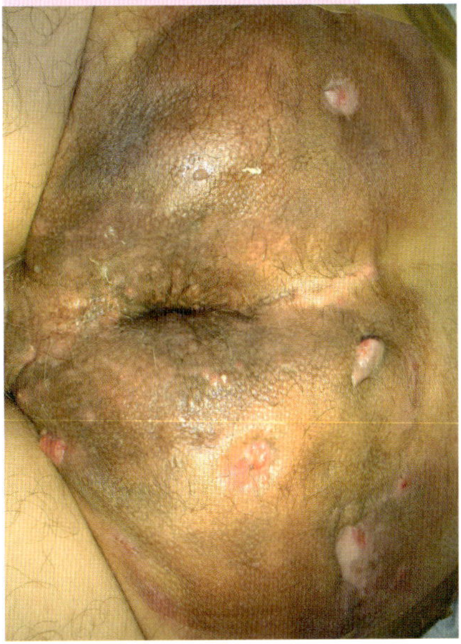

直腸肛門周囲膿瘍
疾患解説 ▷ p.46　アトラス ▷ p.112

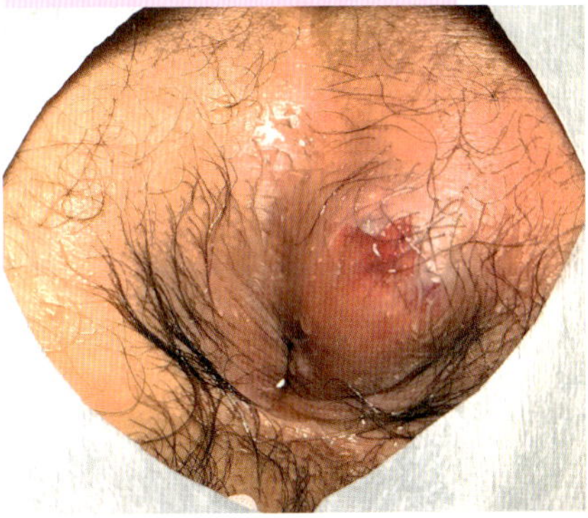

毛巣洞
疾患解説 ▷ p.62　アトラス ▷ p.118

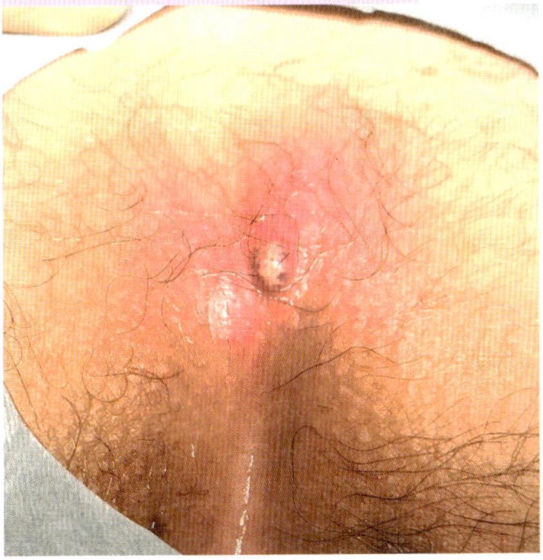

粉瘤
疾患解説 ▷ p.64　アトラス ▷ p.116

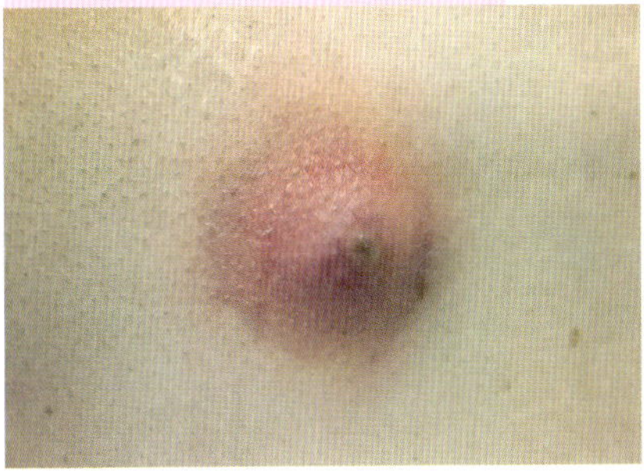

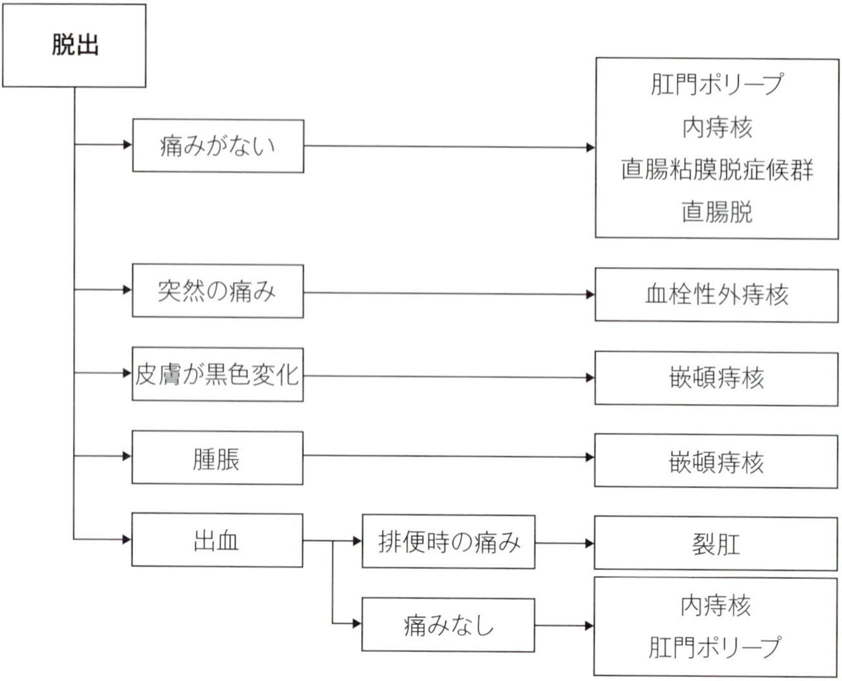

内痔核（いぼ痔）
疾患解説 ▷ p.28　アトラス ▷ p.120

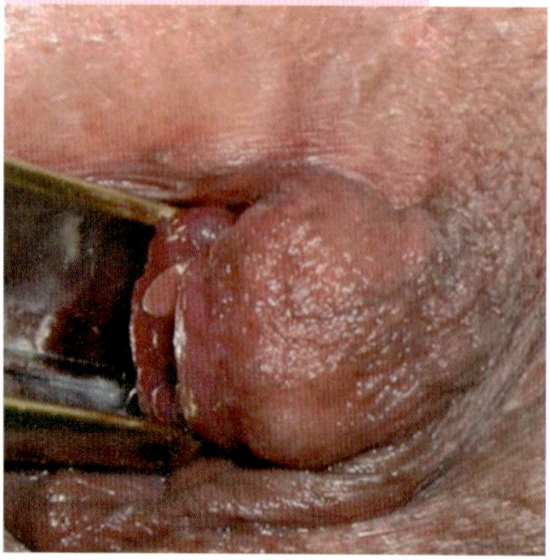

直腸脱
疾患解説 ▷ p.50　アトラス ▷ p.122

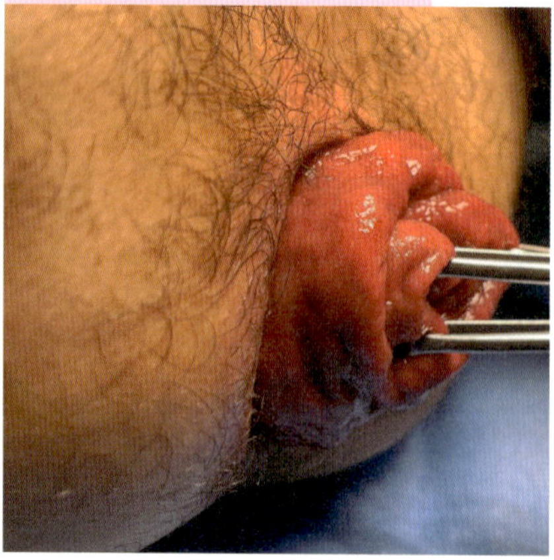

肛門ポリープ

疾患解説 ▷ p.40　アトラス ▷ p.124

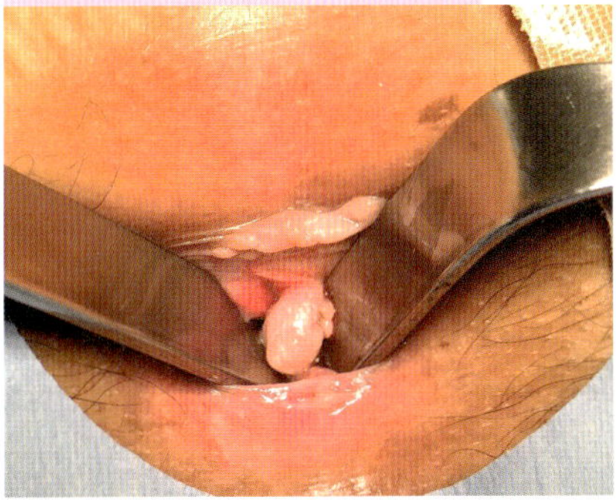

直腸粘膜脱症候群（MPS）

疾患解説 ▷ p.48　アトラス ▷ p.126

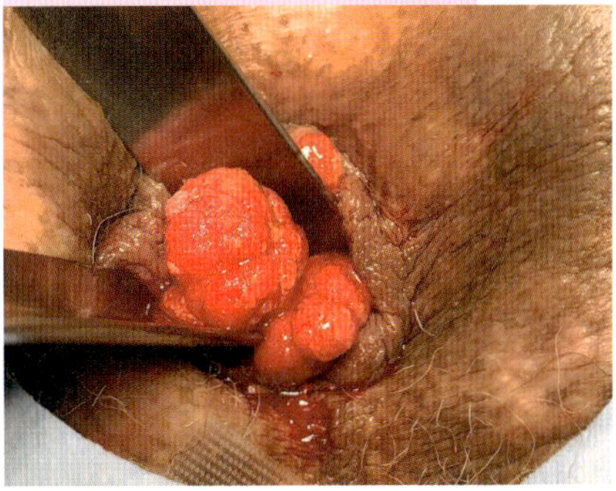

血栓性外痔核

疾患解説 ▷ p.32　アトラス ▷ p.132

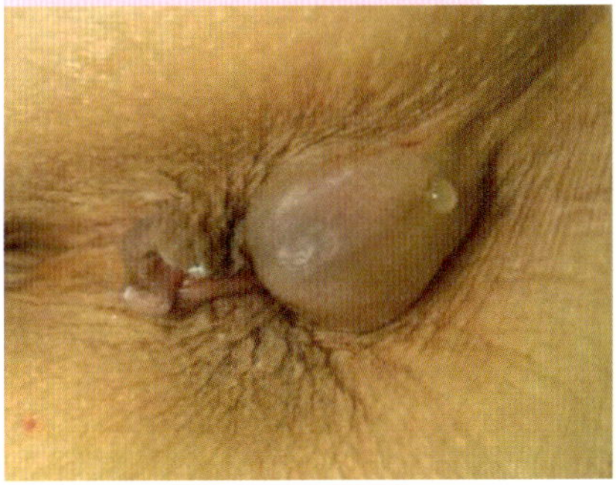

裂肛

疾患解説 ▷ p.36　アトラス ▷ p.130

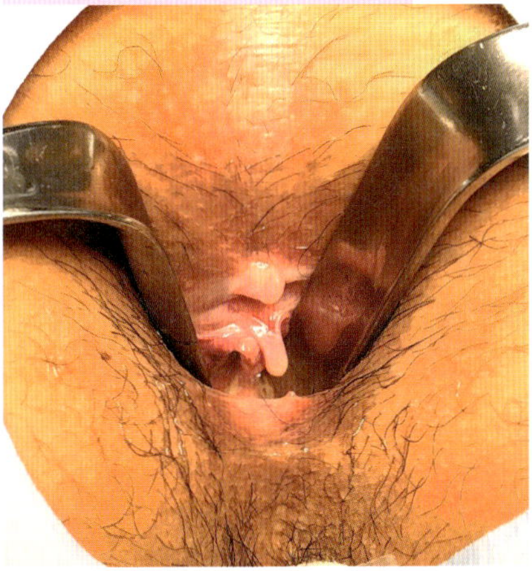

嵌頓痔核

疾患解説 ▷ p.34　アトラス ▷ p.129

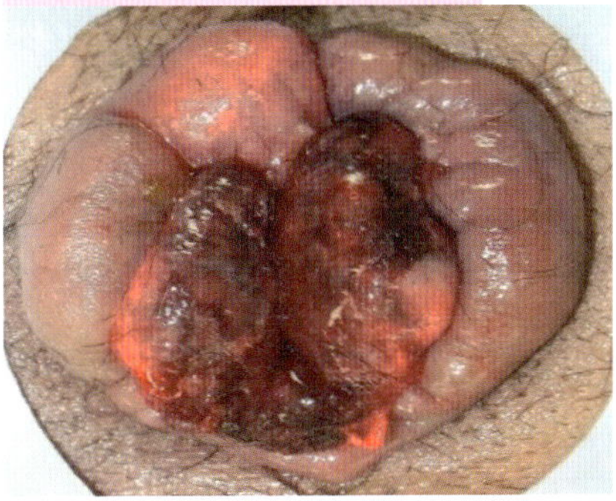

腫瘤

- 排膿
  - 肛門周囲 → 直腸肛門周囲膿瘍、痔瘻
  - 臀部や会陰部 → 膿皮症
  - 尾骨付近 → 毛巣洞
- 鶏冠状の形 → 尖圭コンジローマ
- 皮膚の黒色変化 → 悪性黒色腫
- 痛み → 血栓性外痔核、粉瘤
- 扁平で白色調のいぼ → 扁平コンジローマ

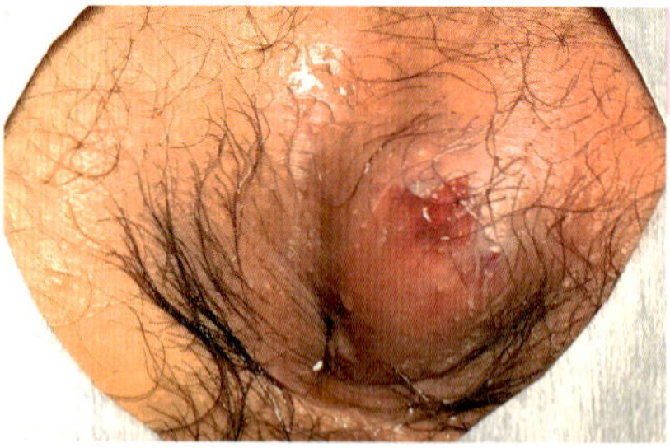

直腸肛門周囲膿瘍
疾患解説 ▷ p.46　アトラス ▷ p.112

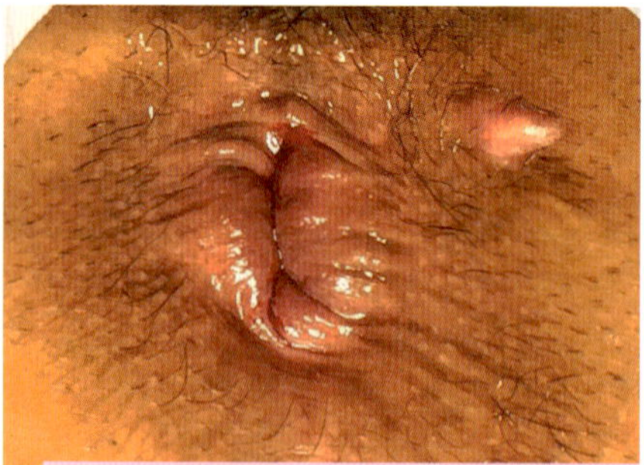

痔瘻　疾患解説 ▷ p.42　アトラス ▷ p.133

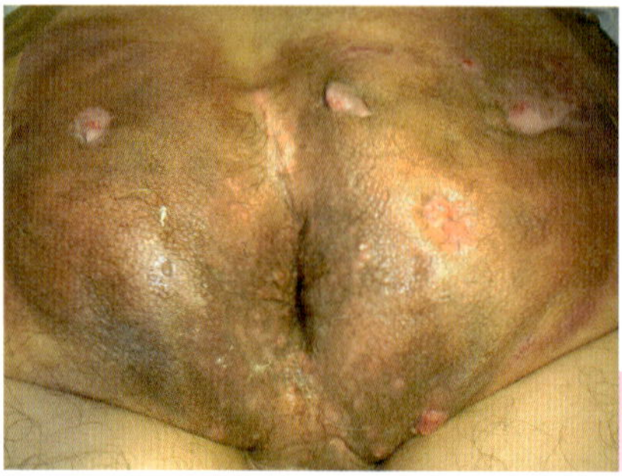

膿皮症（化膿性汗腺炎）
疾患解説 ▷ p.60　アトラス ▷ p.114

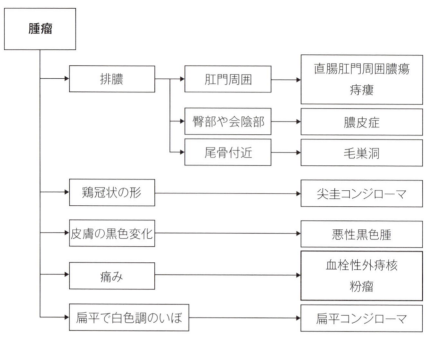

扁平コンジローマ

疾患解説 ▷ p.68　アトラス ▷ p.135

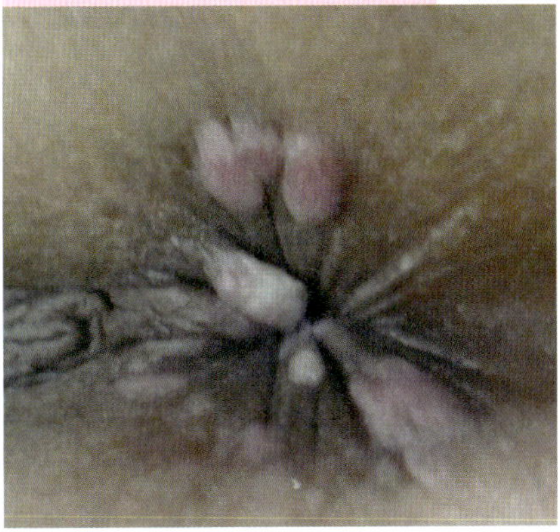

尖圭コンジローマ

疾患解説 ▷ p.66　アトラス ▷ p.134

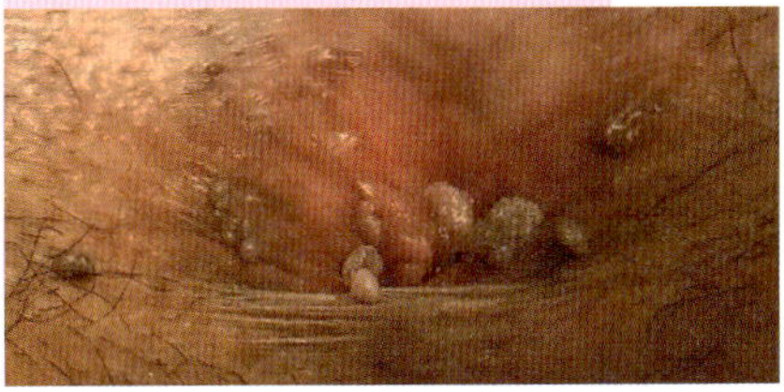

血栓性外痔核

疾患解説 ▷ p.32　アトラス ▷ p.132

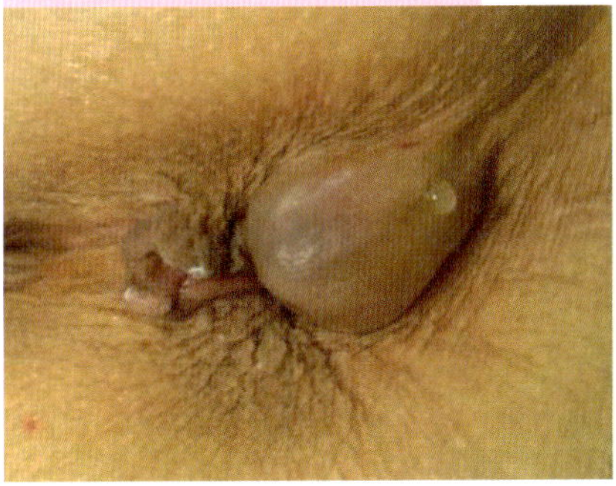

悪性黒色腫

疾患解説 ▷ p.58　アトラス ▷ p.136

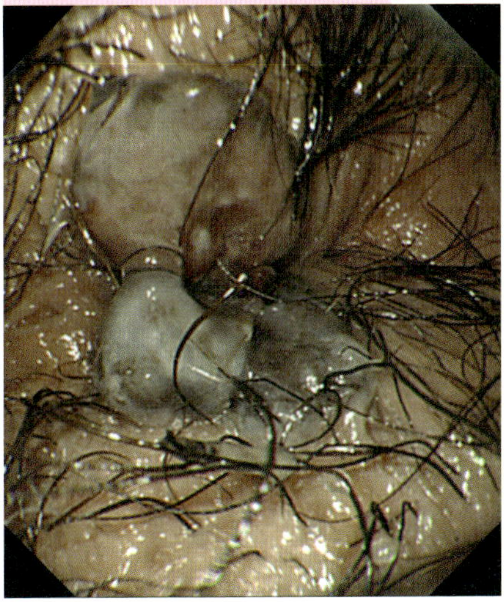

毛巣洞

疾患解説 ▷ p.62　アトラス ▷ p.118

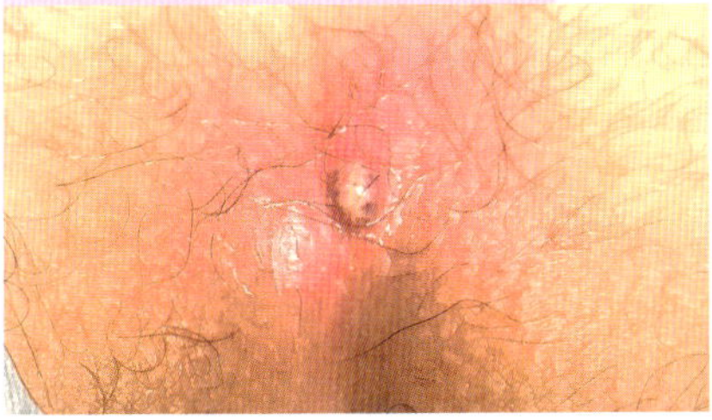

粉瘤

疾患解説 ▷ p.64　アトラス ▷ p.116

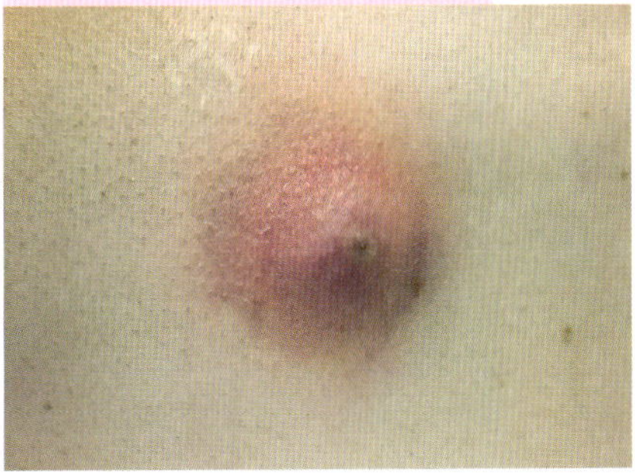

皮膚の紫～黒色変化	→	腫脹や水疱形成	→ フルニエ壊疽
	→	脱出	→ 嵌頓痔核

フルニエ壊疽

疾患解説 ▷ p.56　アトラス ▷ p.137

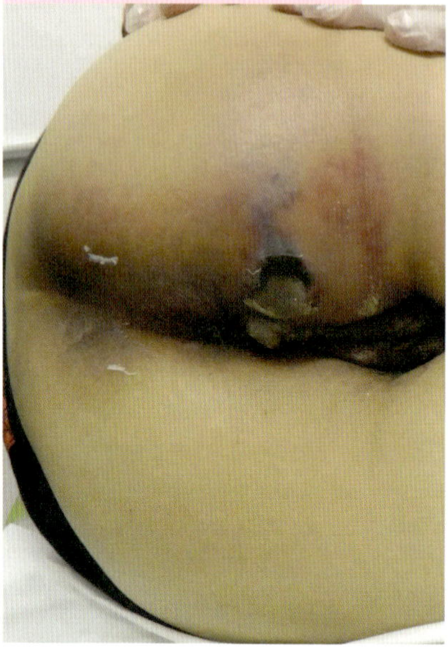

嵌頓痔核

疾患解説 ▷ p.34　アトラス ▷ p.129

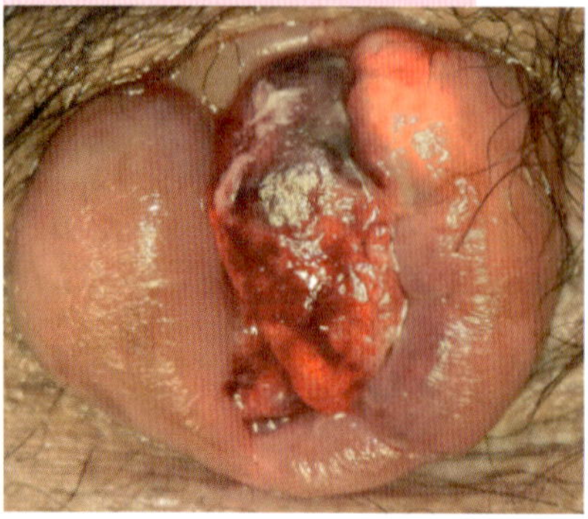

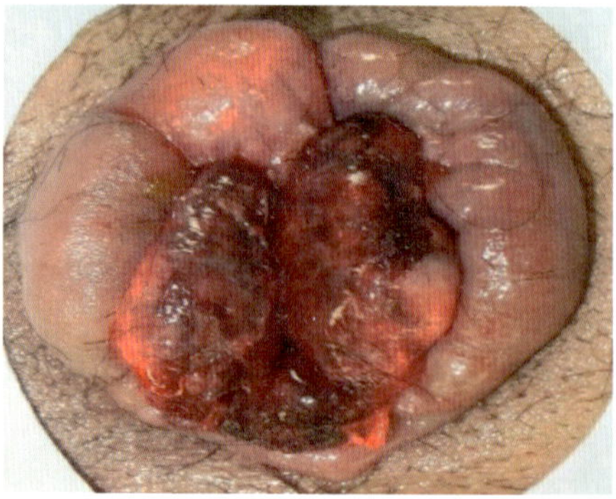

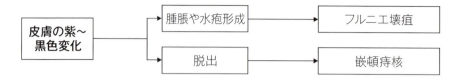

肛門縁をはみ出す潰瘍 → クローン病

クローン病

疾患解説 ▷ p.76　アトラス ▷ p.138

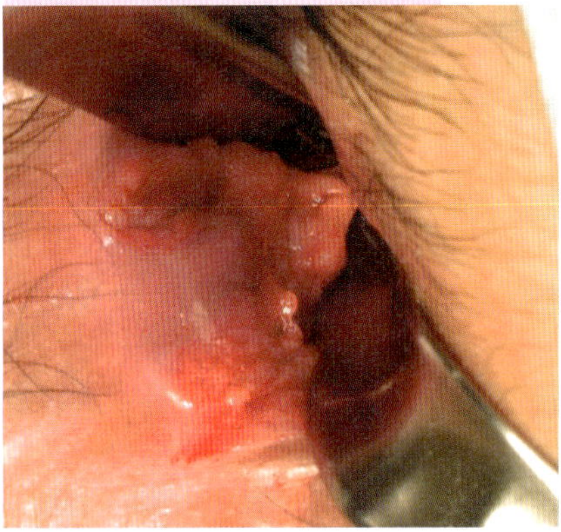

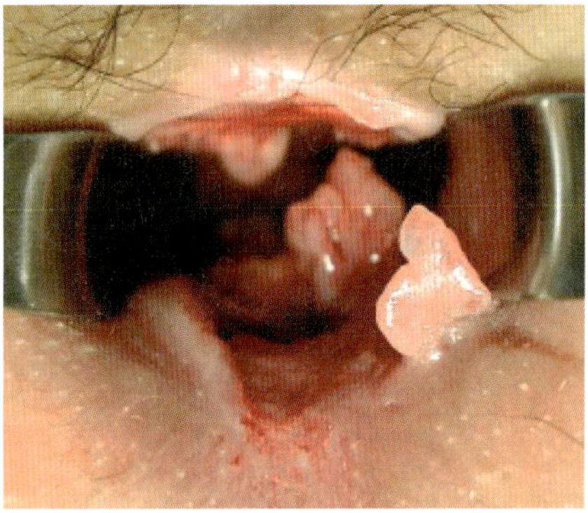

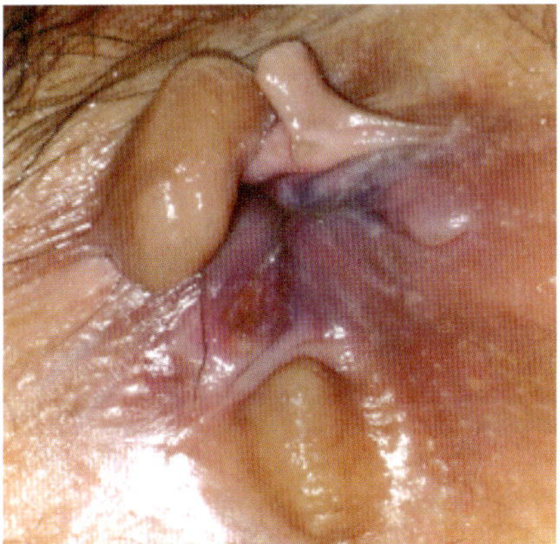

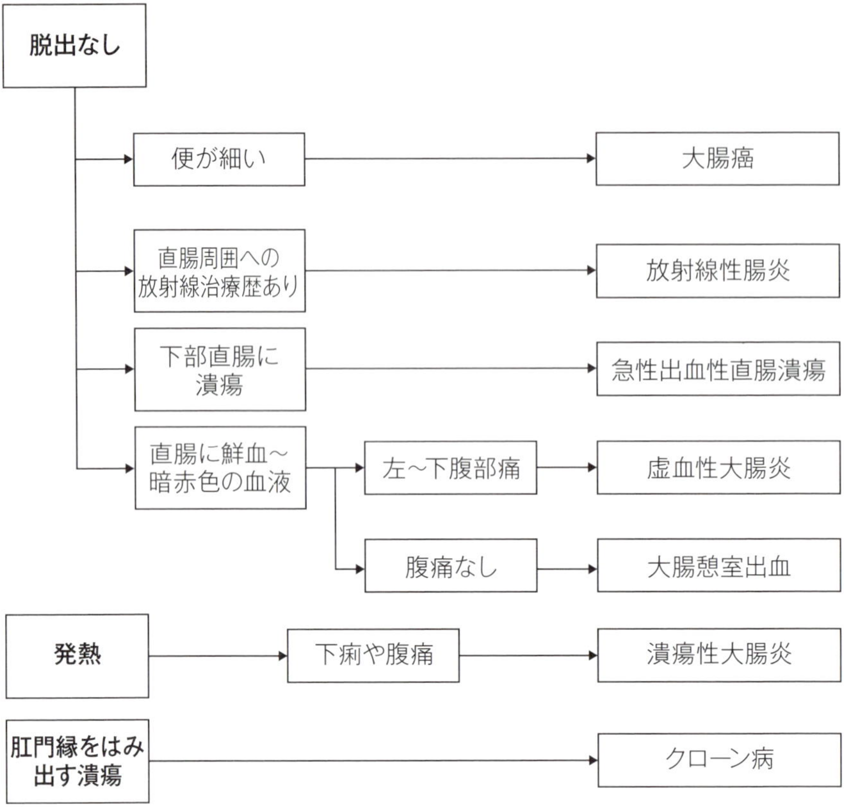

大腸癌

疾患解説 ▷ p.52　アトラス ▷ p.140

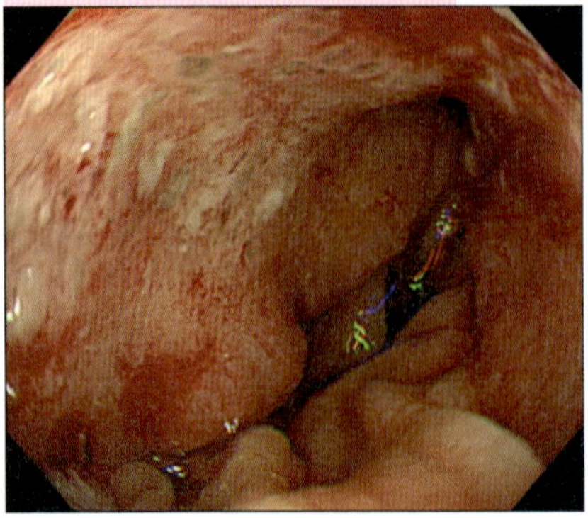

放射線性腸炎

疾患解説 ▷ p.84　アトラス ▷ p.142

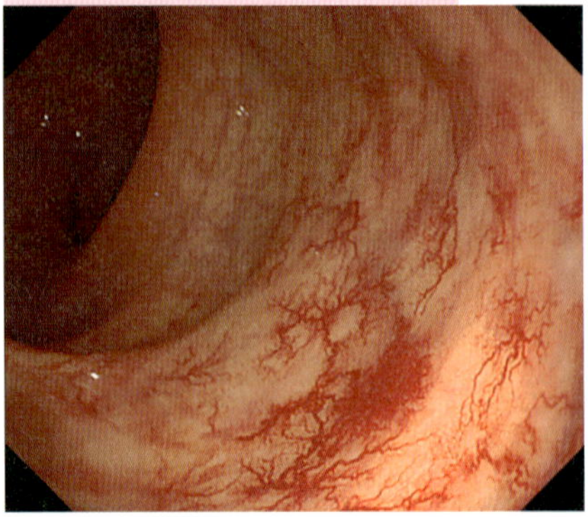

急性出血性直腸潰瘍

疾患解説 ▷ p.86　アトラス ▷ p.142

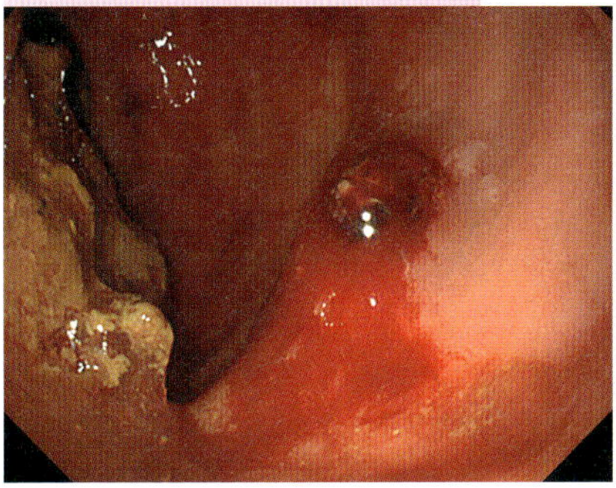

虚血性大腸炎

疾患解説 ▷ p.82　アトラス ▷ p.141

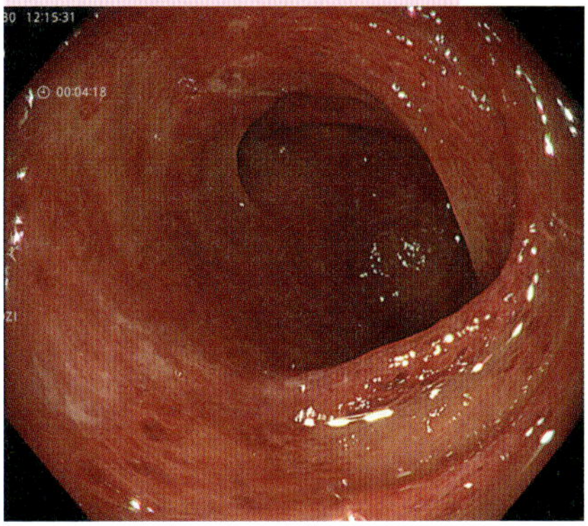

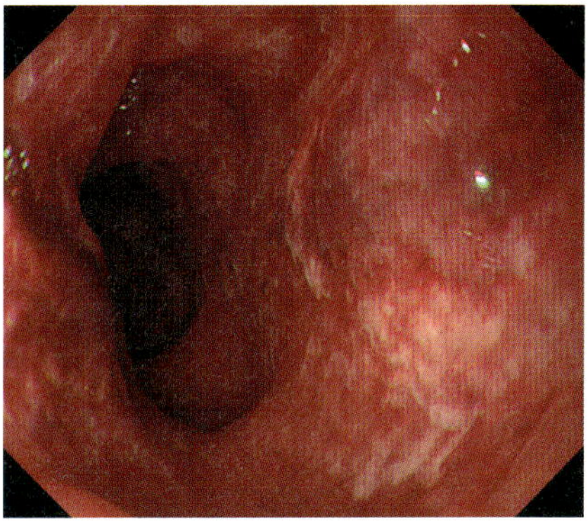

大腸憩室出血

疾患解説 ▷ p.80　アトラス ▷ p.141

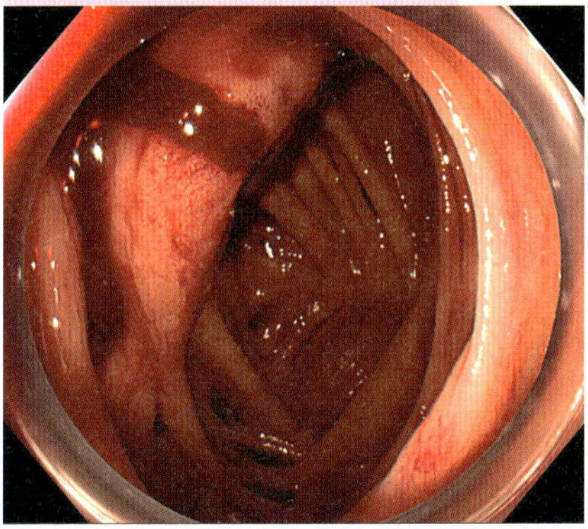

潰瘍性大腸炎

疾患解説 ▷ p.78　アトラス ▷ p.140

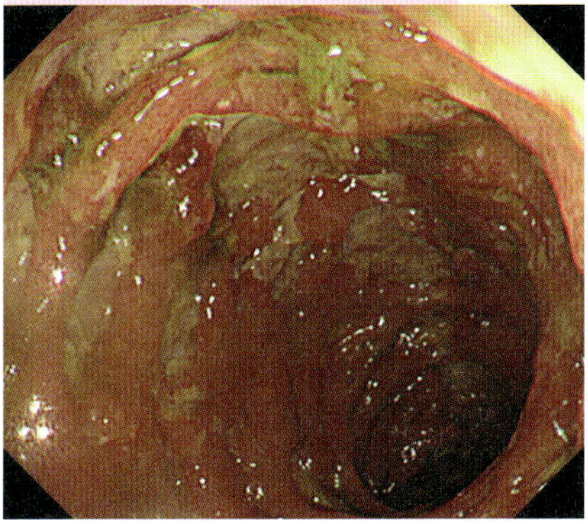

クローン病

疾患解説 ▷ p.76　アトラス ▷ p.138

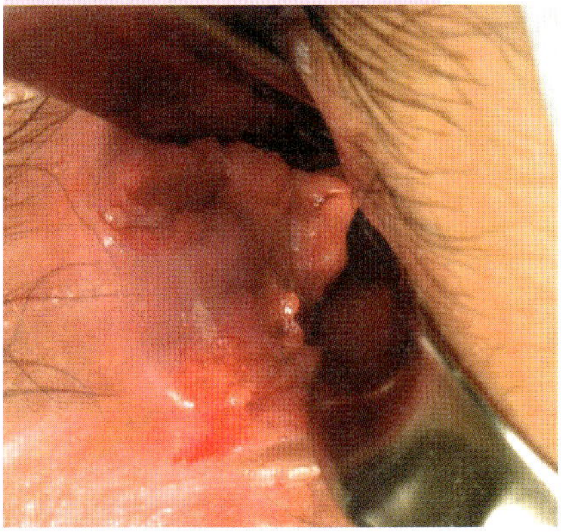

肛門周囲皮膚炎（カンジダ症）

疾患解説 ▷ p.70

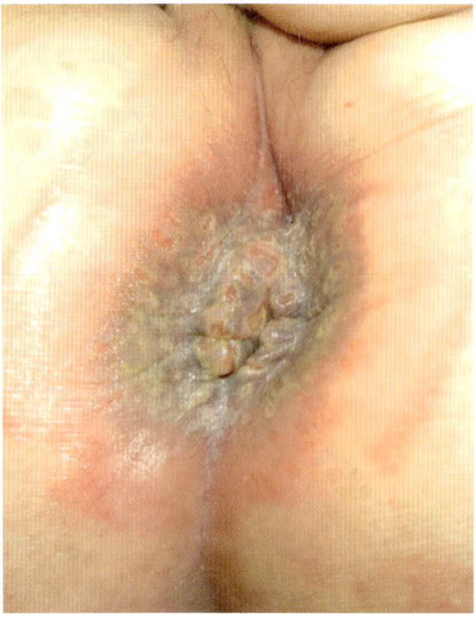

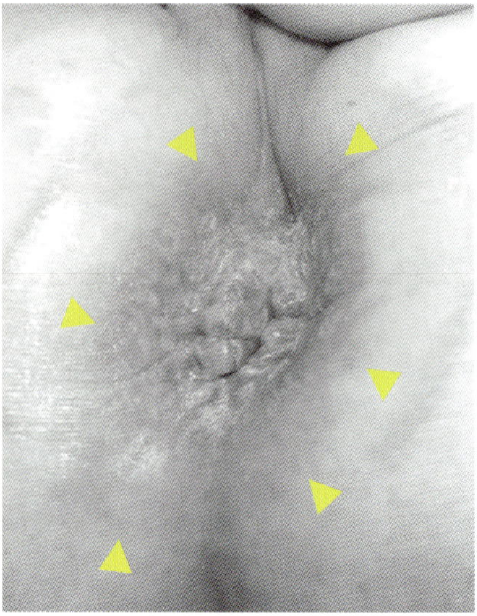

▲カンジダ陽性。境界不明瞭な皮膚発赤と，掻痒感のため掻きすぎて表皮剥離を伴う

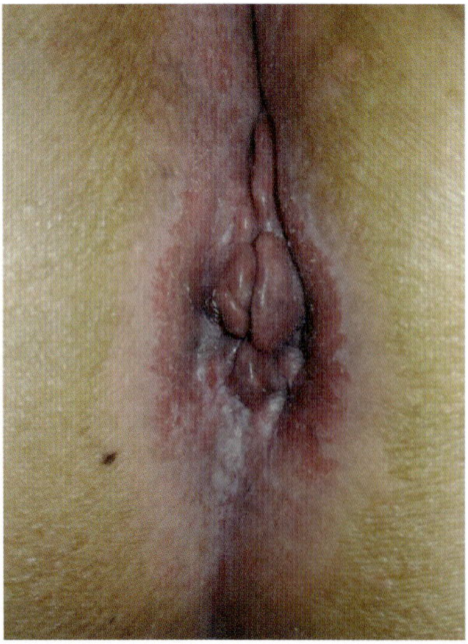

▲カンジダ陽性。境界不明瞭な皮膚発赤

白癬菌と思われる皮膚炎

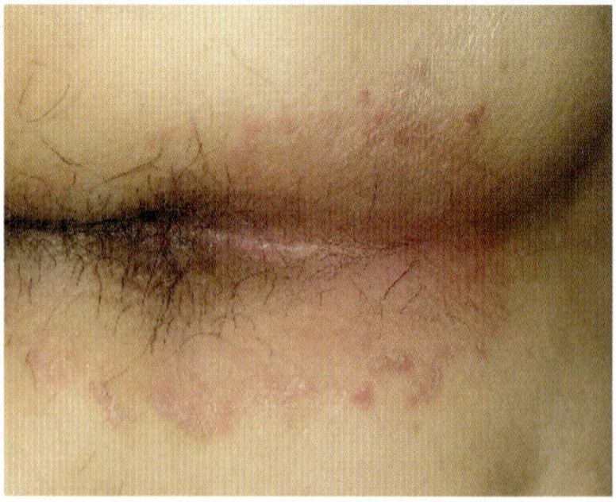

▲境界明瞭で鱗屑を伴う

カンジダは辺縁が不明瞭で湿潤している様子だが，白癬は辺縁が明瞭な発赤，乾燥している様子，鱗屑を伴うことが多い

ボーエン病 疾患解説 ▷ p.72

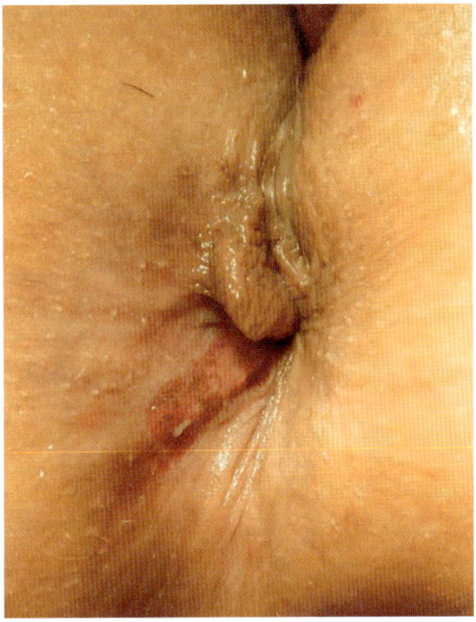

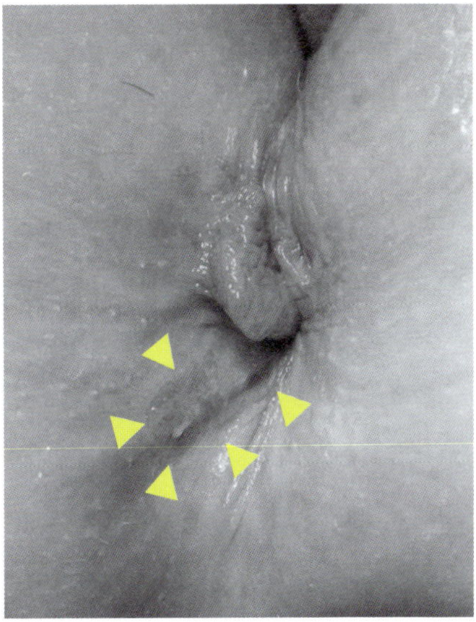

▲肛門周囲に不整形でざらざらした皮疹が認められる

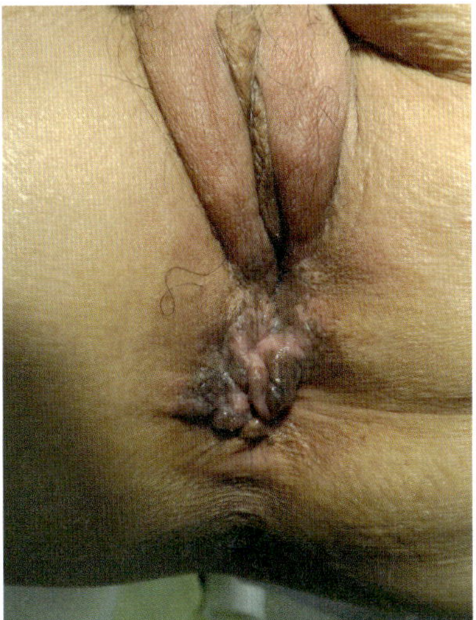

▲皮垂と肛門周囲皮膚に不整形の茶色の皮疹を認める

肛門周囲皮膚炎（p.70，108）

ボーエン病と同様，肛門周囲のかゆみ，ヒリヒリを主訴に来院。外用薬（抗ヒスタミンやステロイドなど）で改善することが多い

肛門部パジェット病（p.74，110）

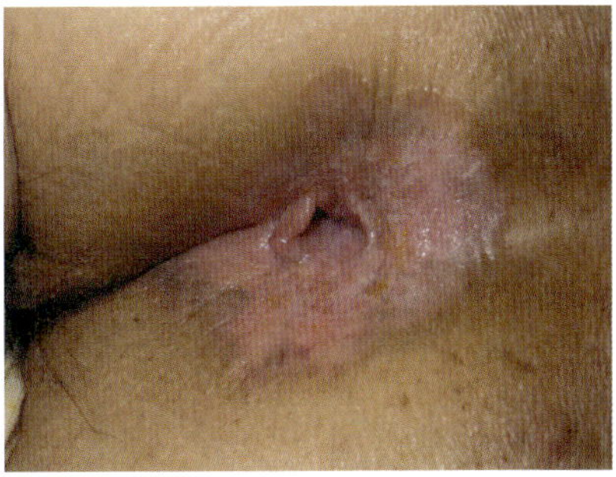

ステロイド外用で改善がみられない場合に疑う

肛門部パジェット病 疾患解説 ▷ p.74

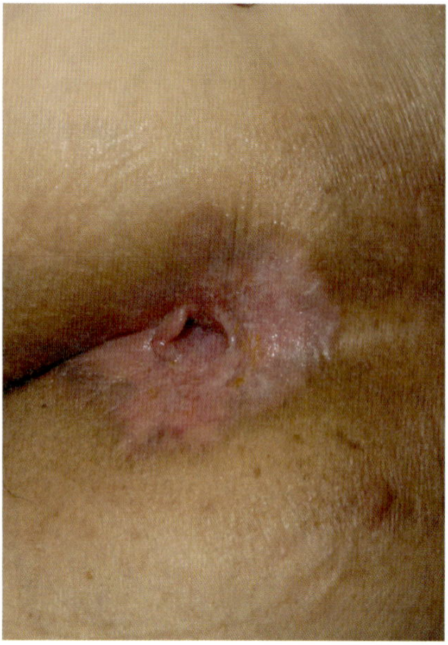

▲辺縁不整，湿潤し，びらんを伴う病変

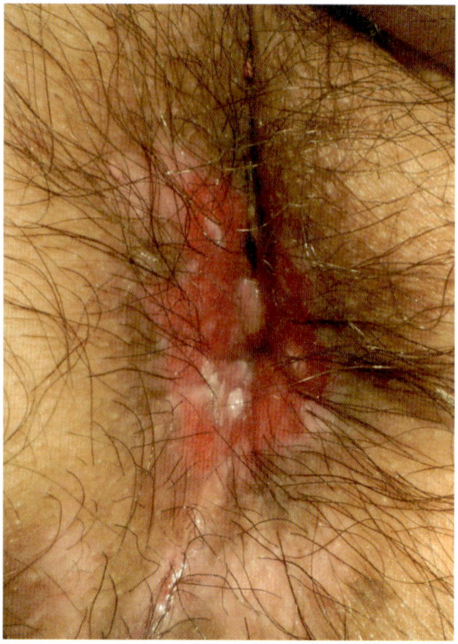

▲辺縁不整，湿潤し，びらんを伴う病変

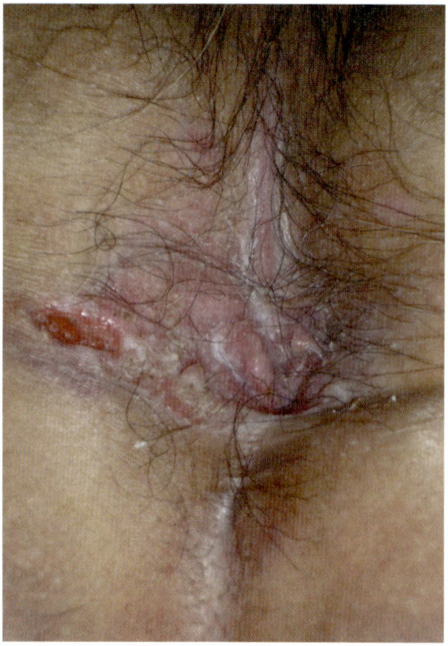

▲辺縁不整，痂皮を伴う乾燥した病変

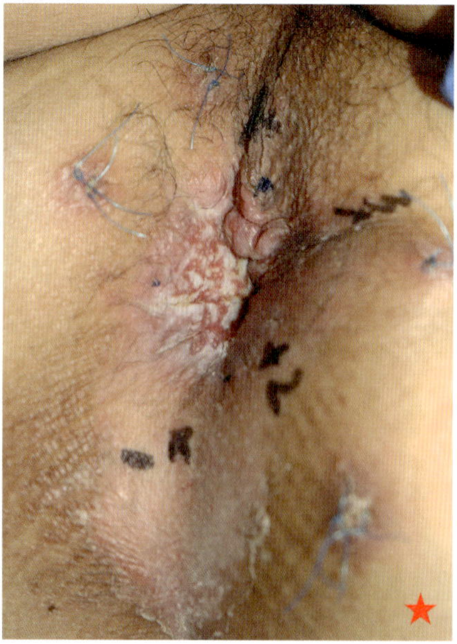

▲糸は進展範囲確認のためのマッピング生検部位

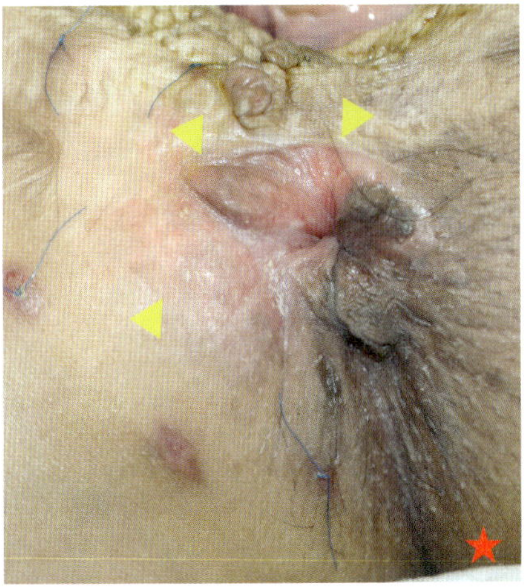

▲肛門部周囲再発パジェット病。糸は進展範囲確認のためのマッピング生検部位

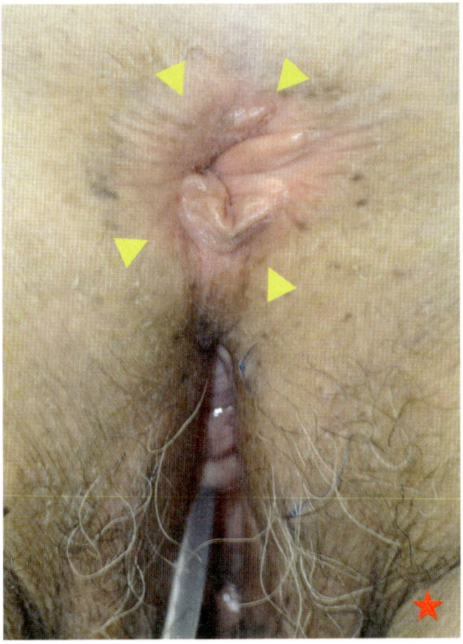

▲肛門管癌パジェット現象。肉眼的にはパジェット病と鑑別不能なため，肛門鏡や内視鏡検査で原発病変の確認が必要

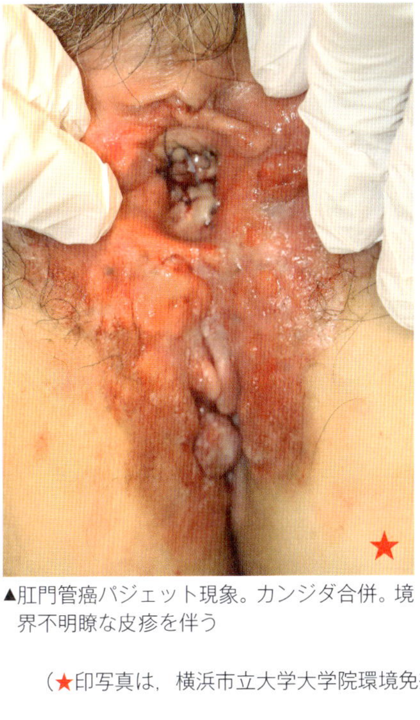

▲肛門管癌パジェット現象。カンジダ合併。境界不明瞭な皮疹を伴う

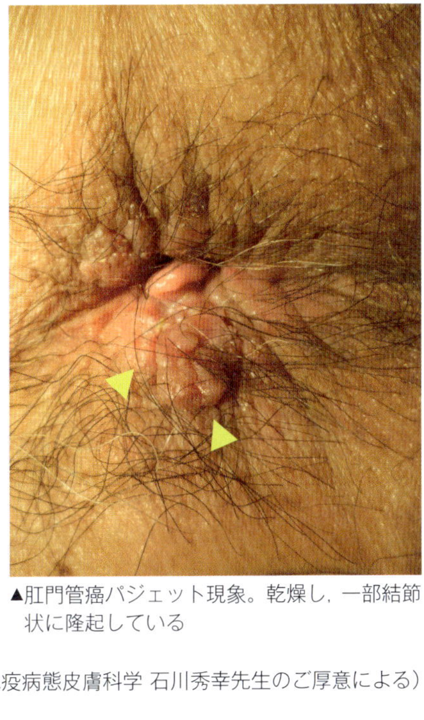

▲肛門管癌パジェット現象。乾燥し，一部結節状に隆起している

（★印写真は，横浜市立大学大学院環境免疫病態皮膚科学 石川秀幸先生のご厚意による）

直腸肛門周囲膿瘍 疾患解説 ▷ p.46

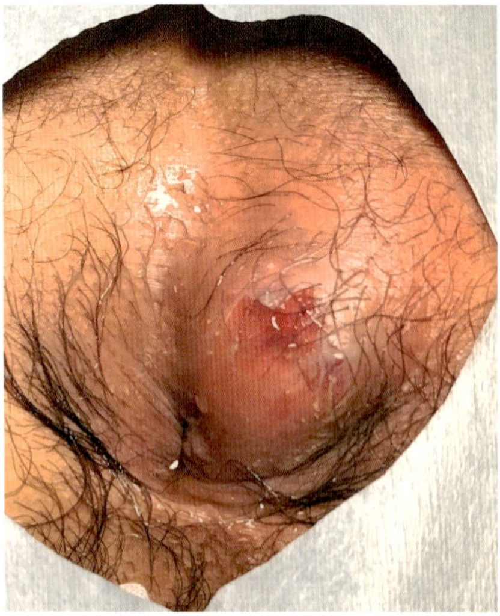

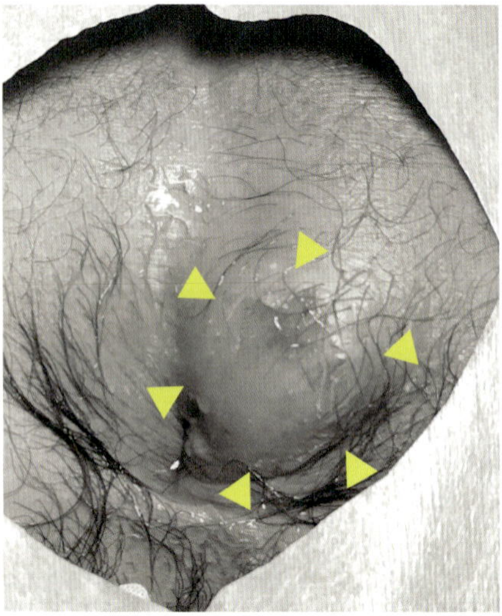

▲肛門近傍に発赤状で腫脹した膿瘍腔を認める

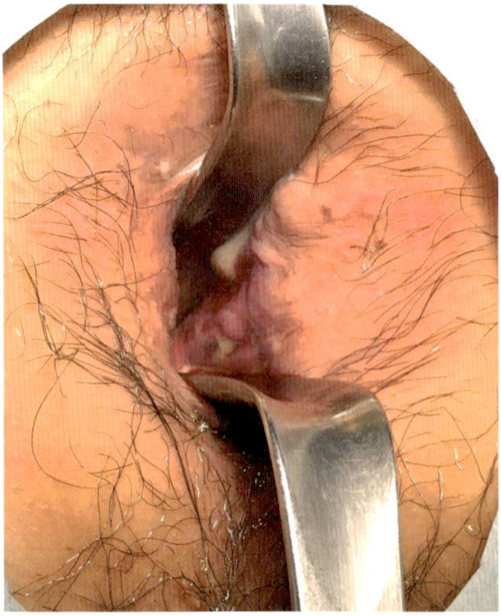

▲直腸内に痔瘻の原発孔を認め，同部位から白色膿汁の排出を認める

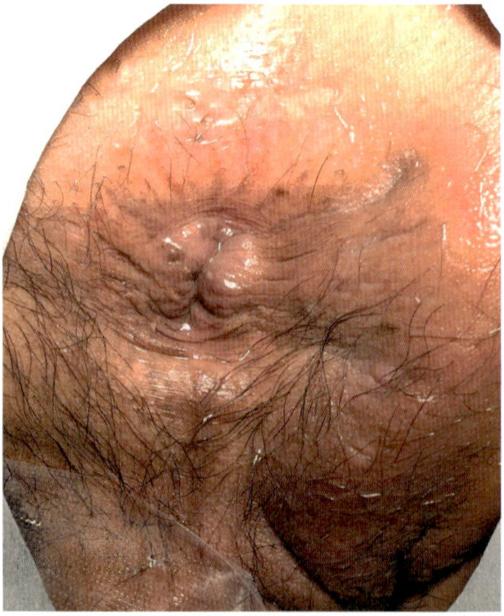

▲肛門の右側：2～4 時方向に腫脹した部位を認める。一方で，発赤は認めず，やや深い痔瘻の存在が予想され，これが膿瘍の原因と考えられる

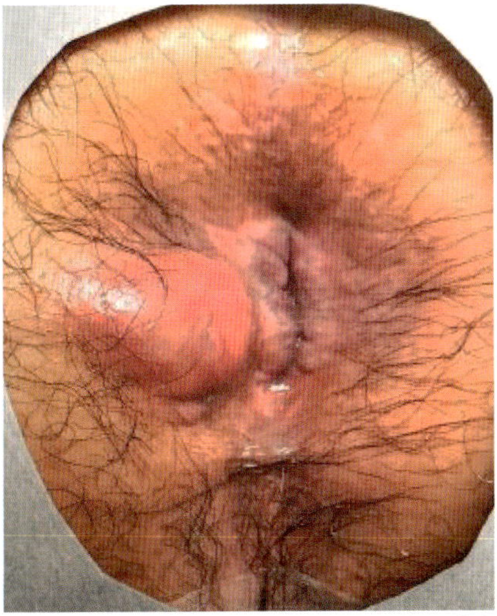

▲肛門近傍９時方向に発赤・腫脹を伴う膿瘍腔を認める

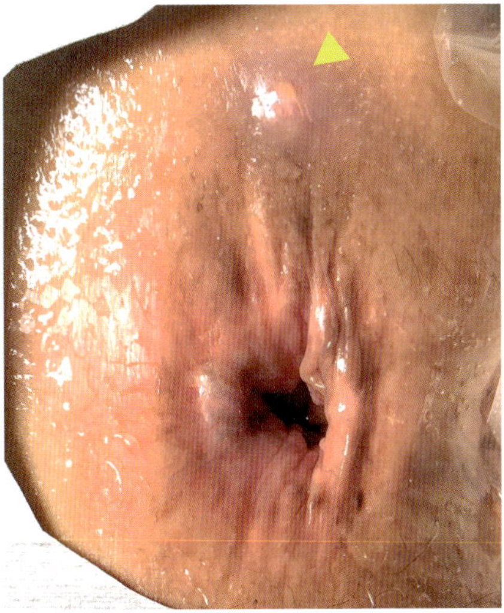

▲肛門近傍０時方向に腫脹した膿瘍腔を認める

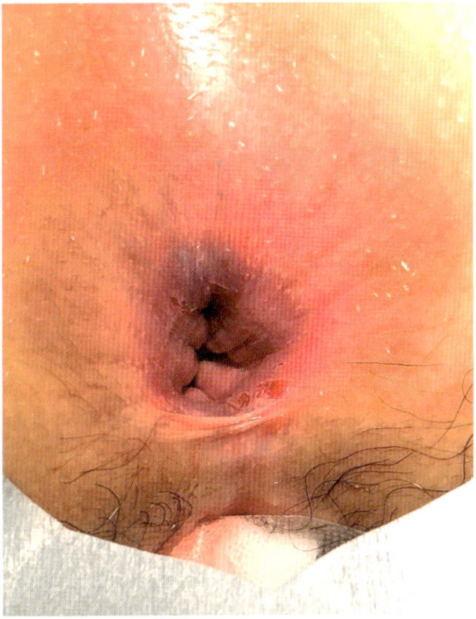

▲後方深部膿瘍。体表の視診ではわかりにくい

痔瘻（p.42，133）

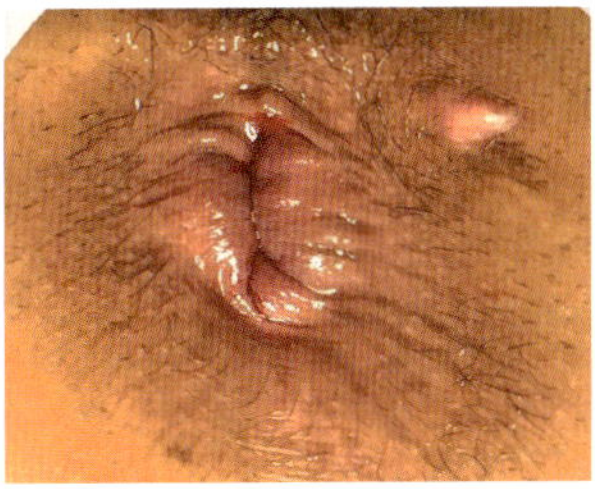

痔瘻が原因で直腸肛門周囲膿瘍をきたすことが多い

肛門ポリープ（p.40，124）

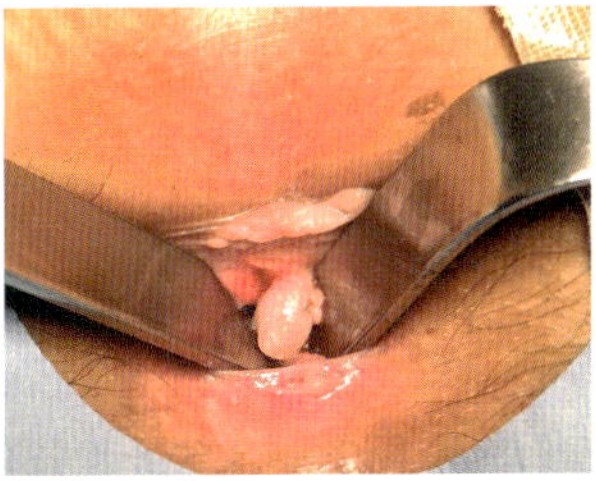

大腸内壁から突出する良性の突起

膿皮症（化膿性汗腺炎） 疾患解説 ▷ p.60

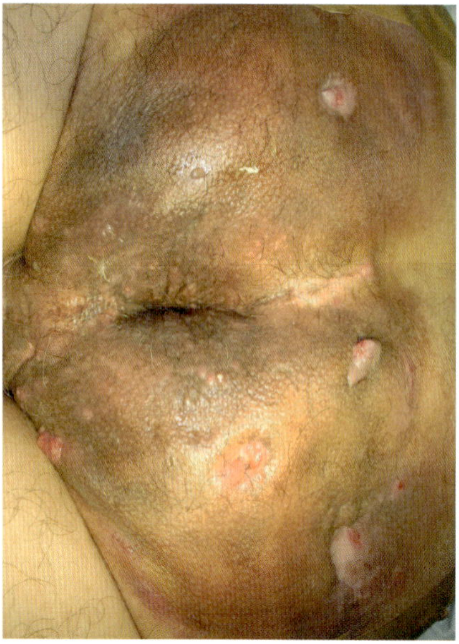

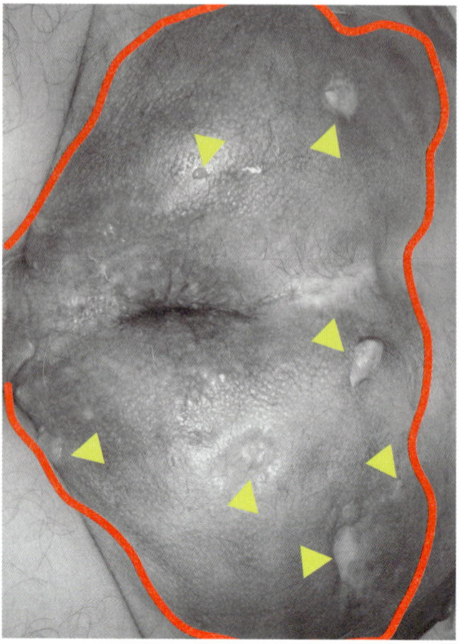

▲肛囲，臀部の広範囲膿皮症。複数の排膿口を認める（矢頭：排膿口，赤線：膿皮範囲）

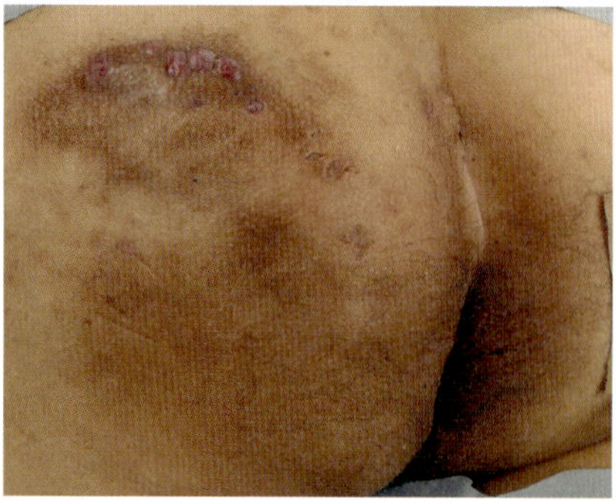

▲左臀部膿皮症

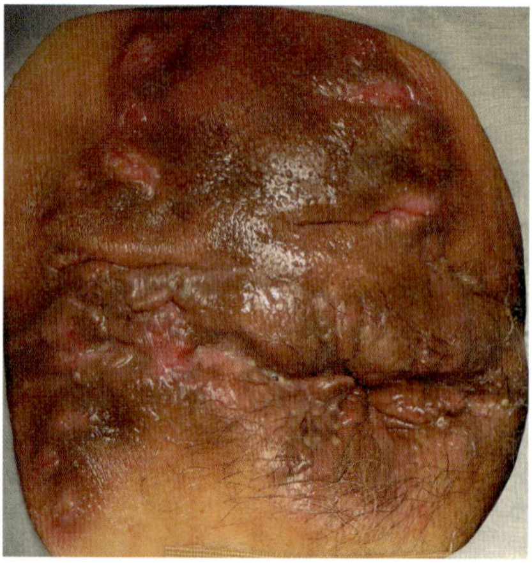

▲経過が長く，病変は腫瘤状で，肛門周囲の変形を認める

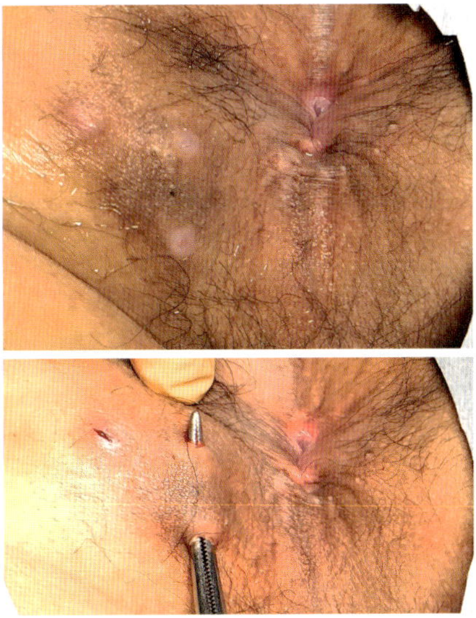

▲排膿口間の皮下に瘻管を形成している

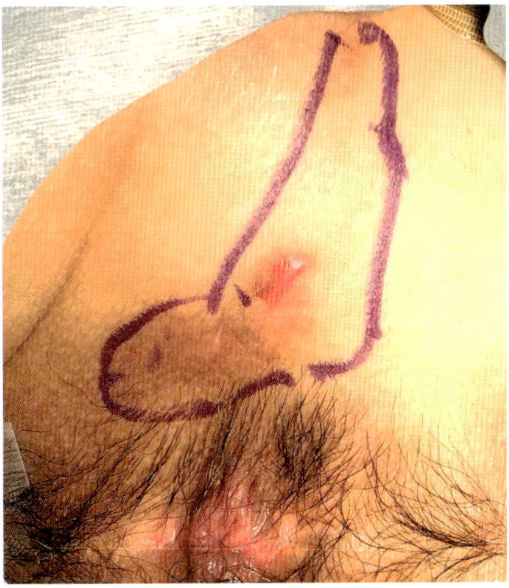

▲排膿口は 1 個だが，皮下で病変が進展している

痔瘻（p.42，133）

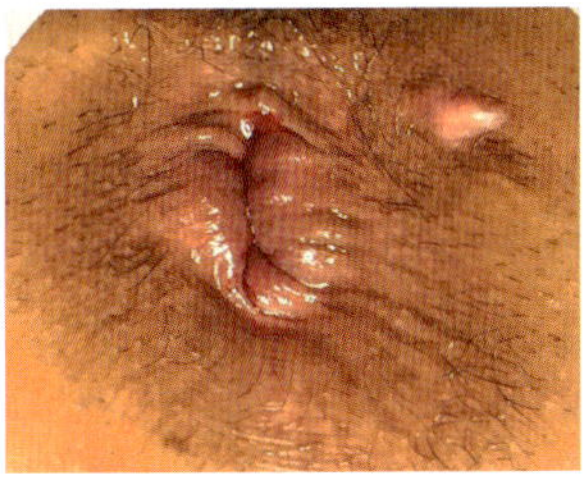

直腸肛門周囲膿瘍（p.46，112）

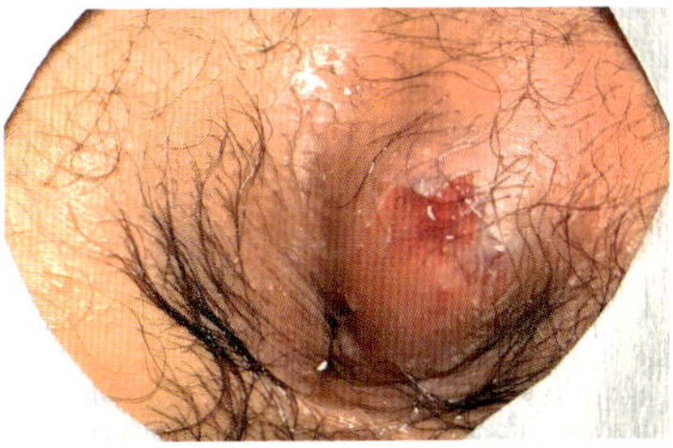

膿皮症による瘻管と異なり，肛門管との連続を認める

粉瘤（p.64，116）

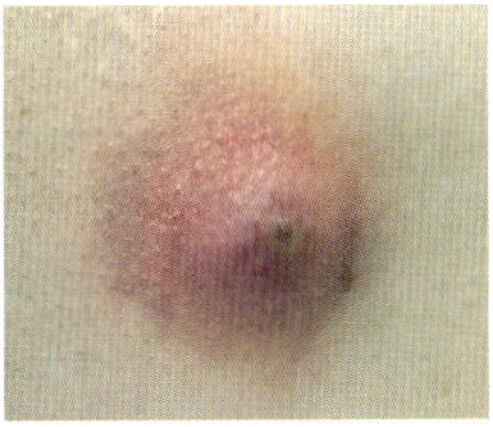

膿皮症と異なり硬さはなく，内腔に粥状物質を認める

毛巣洞（p.62，118）

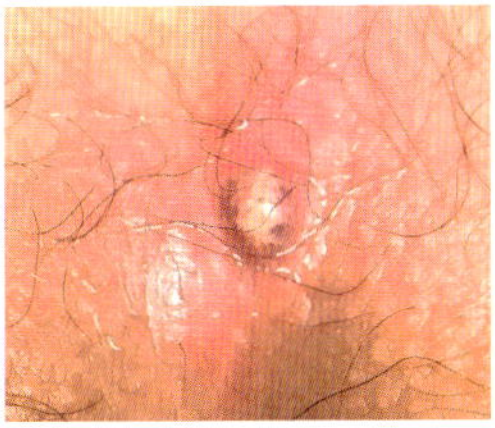

臀部～肛門周囲に生じる膿皮症と異なり，仙骨部に生じる。内腔に毛髪を認めることがある

粉瘤 疾患解説 ▷ p.64

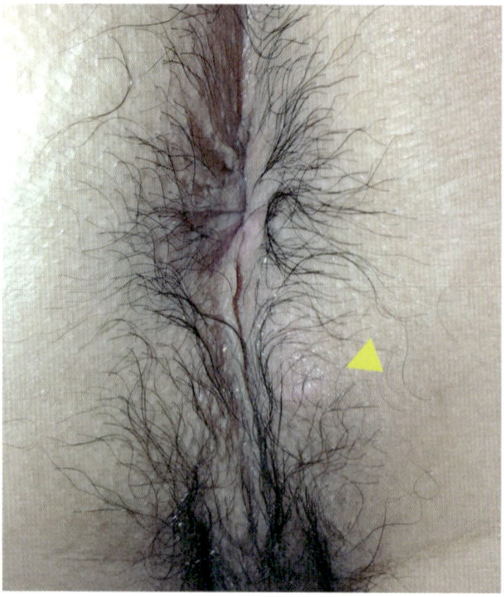

▲肛囲粉瘤。見た目からは直腸肛門周囲膿瘍との鑑別は困難

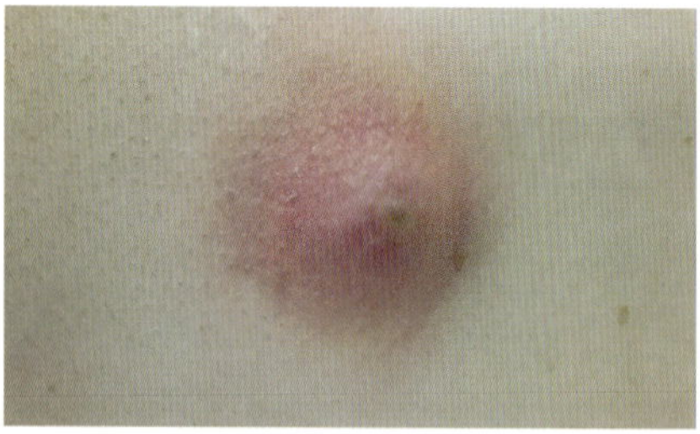

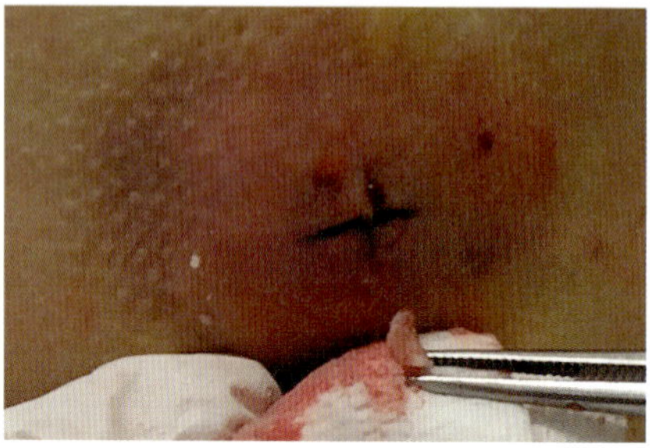

▲炎症性粉瘤。中心に開口部を認める。切開排膿すると，内部に角質あり

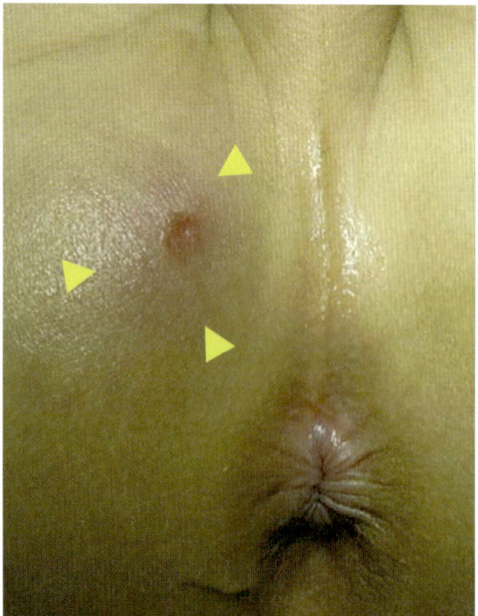

▲炎症性粉瘤。発赤・腫脹・疼痛を認める

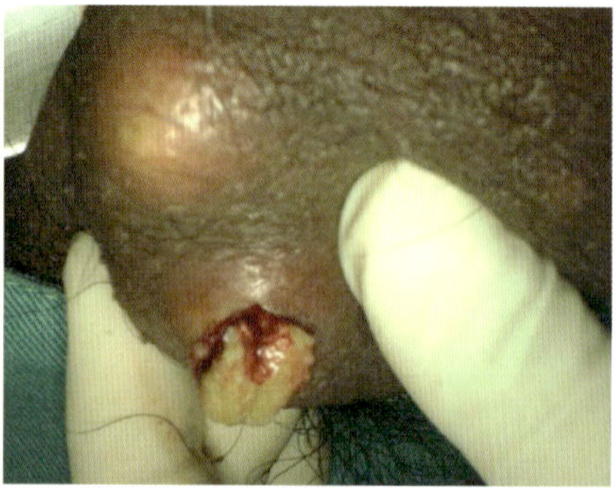

▲炎症性粉瘤。切開排膿すると粥状物質の流出を認めた

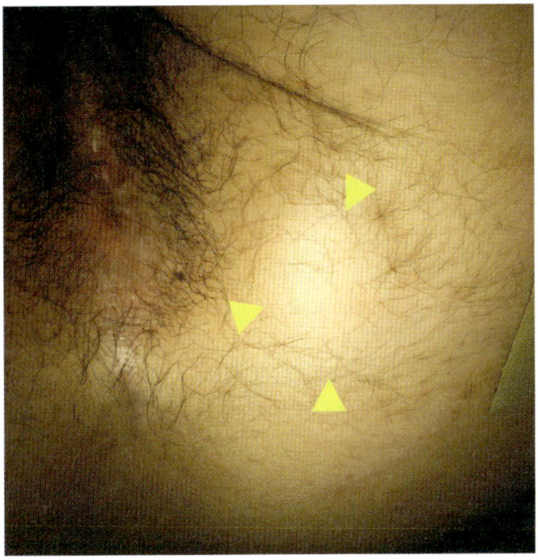

▲左臀部巨大粉瘤

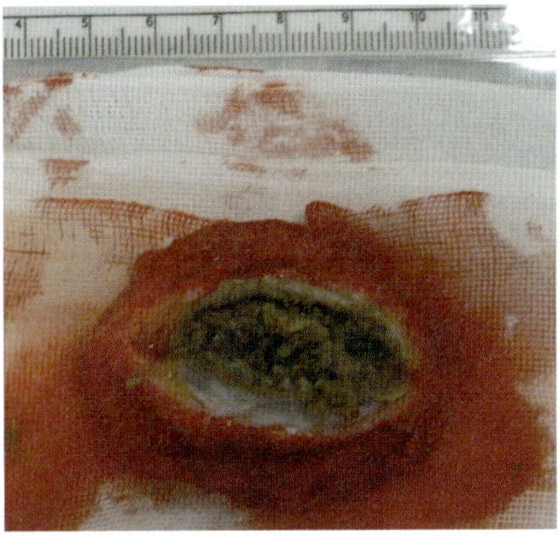

▲摘出した粉瘤。内腔に粥状物質を認める

痔瘻(p.42, 133)

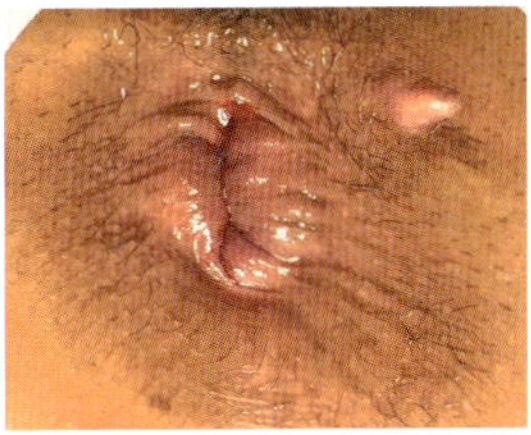

直腸肛門周囲膿瘍(p.46, 112)

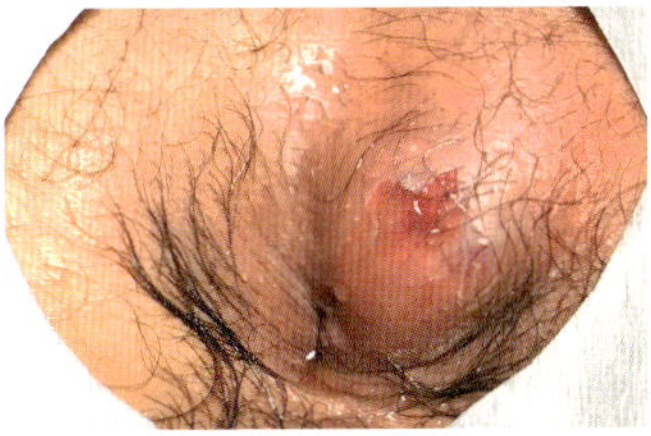

内腔に粥状物質がなく，開口部が肛門管と連続する

膿皮症(p.60, 114)

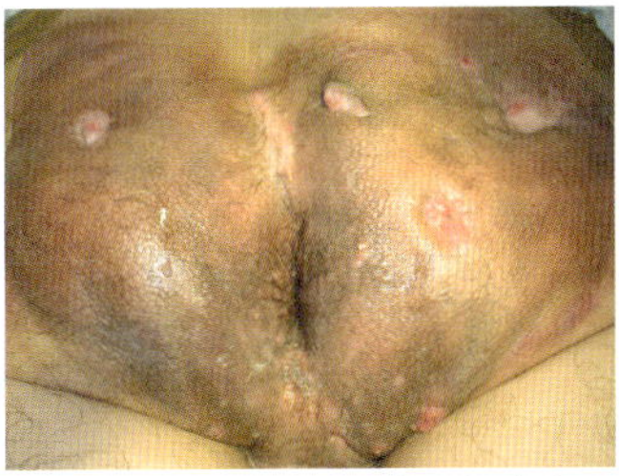

粉瘤よりも広範囲で扁平な病変であることが多い

毛巣洞(p.62, 118)

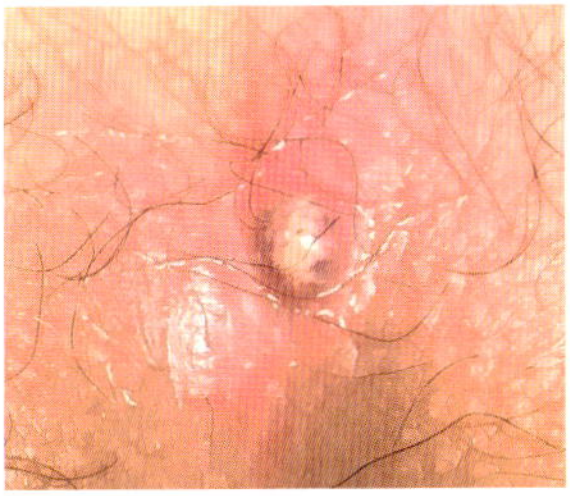

仙骨部に生じる。内腔に毛髪を認めることがある。膿が溜まるが粥状ではない

毛巣洞 疾患解説 ▷ p.62

（点線部分拡大）

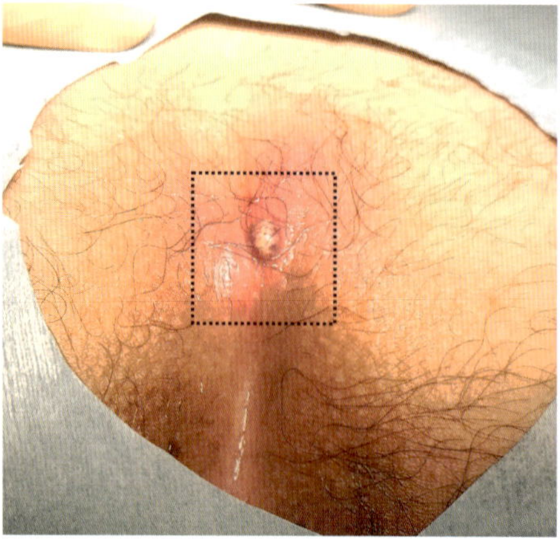

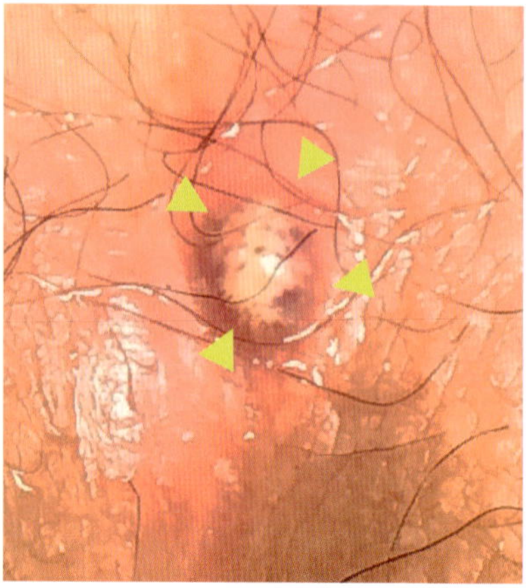

▲仙骨部付近に緊満した膿瘍腔を認める（矢頭：膿瘍腔）

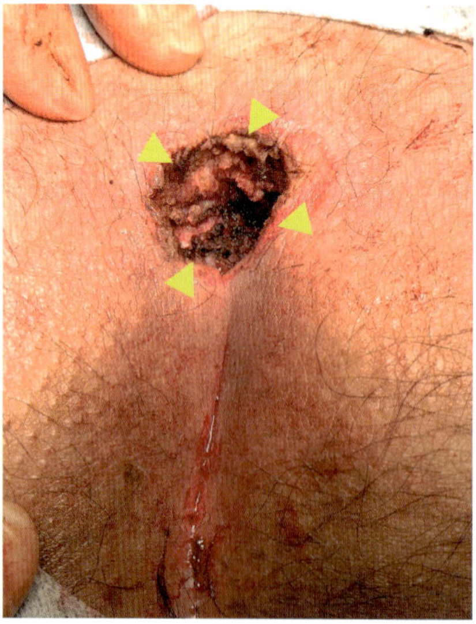

▲毛巣洞切除後の創部

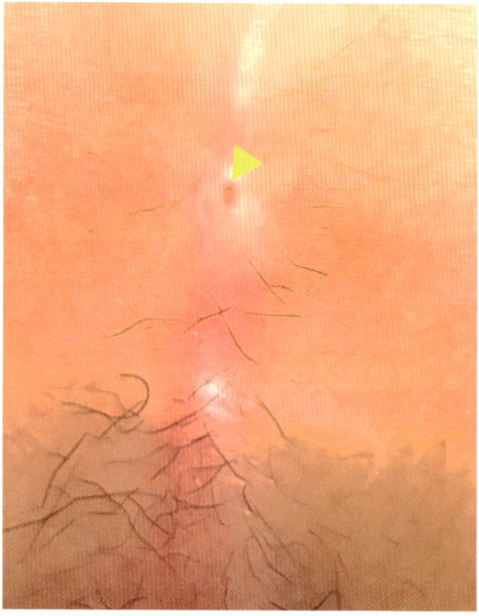

▲毛巣洞の開口部

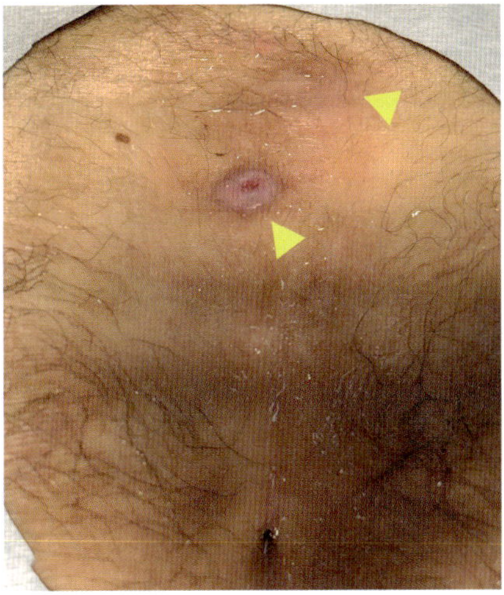

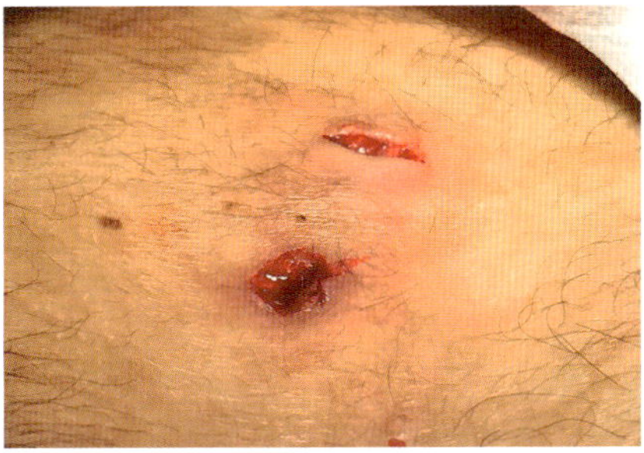

◀▲毛巣洞で膿瘍形成し，切開排膿

痔瘻(p.42，133)
肛門管内から発生するため，
肛門との連続性がある

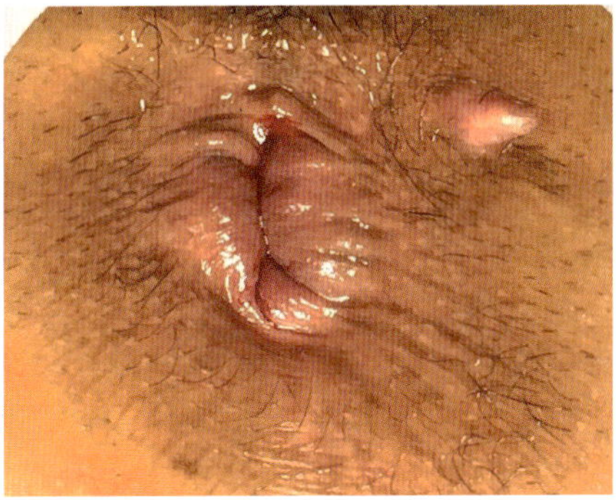

膿皮症(p.60，114)
膿皮症は肛門周囲～臀部に
発症することが多い

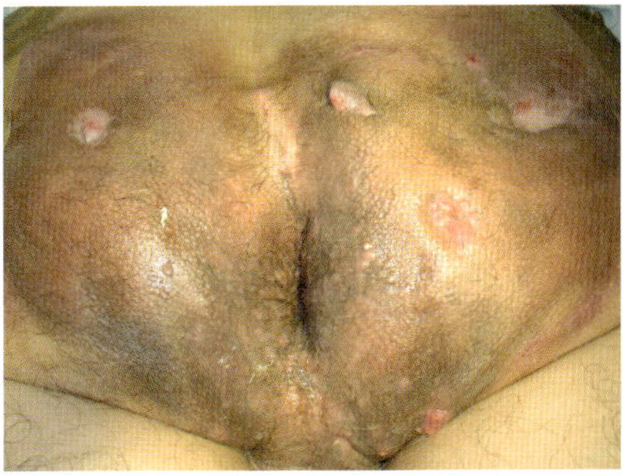

内痔核(いぼ痔) 疾患解説 ▷ p.28

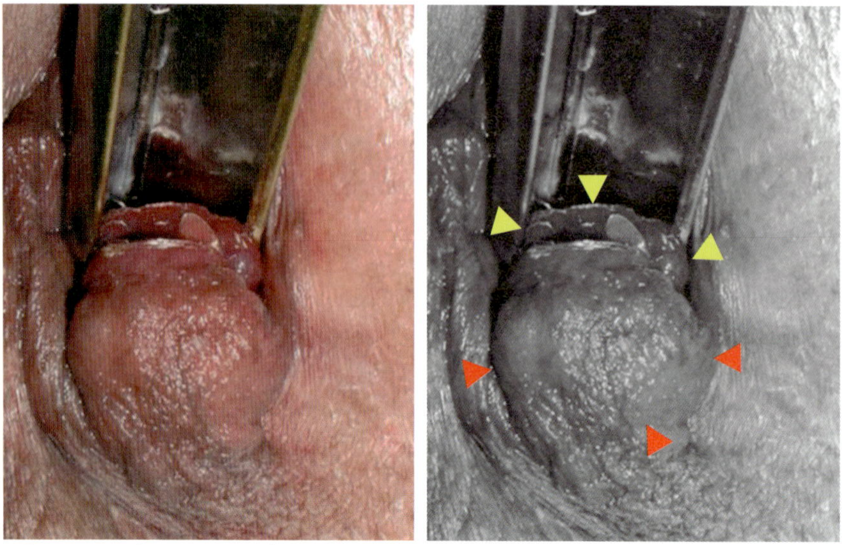

▲Goligher 分類 GradeⅢの痔核。外来での診察所見(黄矢頭：内痔核，赤矢頭：外痔核)

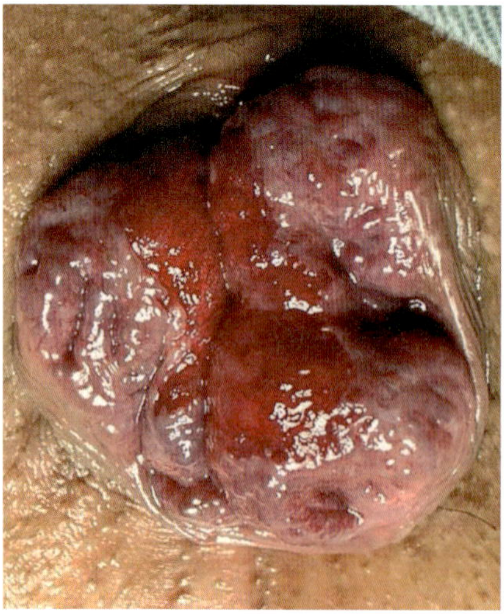

▲Goligher 分類 GradeⅢの痔核。麻酔下での診察所見

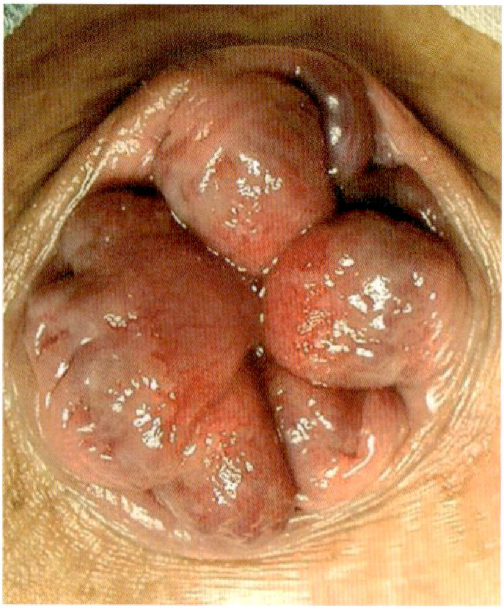

▲Goligher 分類 GradeⅢの痔核。麻酔下での診察所見

外痔核（p.32, 132）

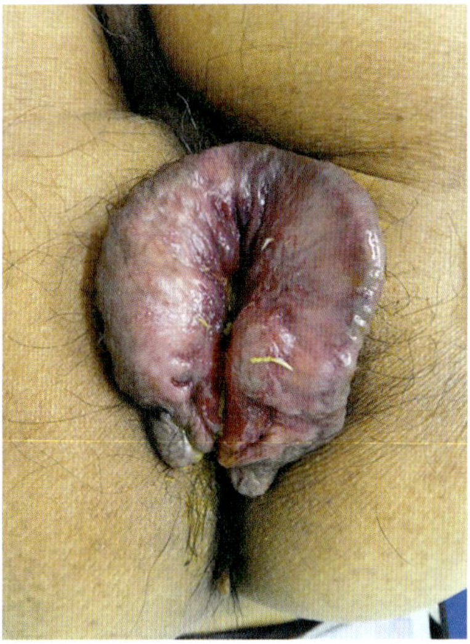

▲巨大な浮腫を伴っている

直腸粘膜脱症候群（MPS）（p.48, 126）

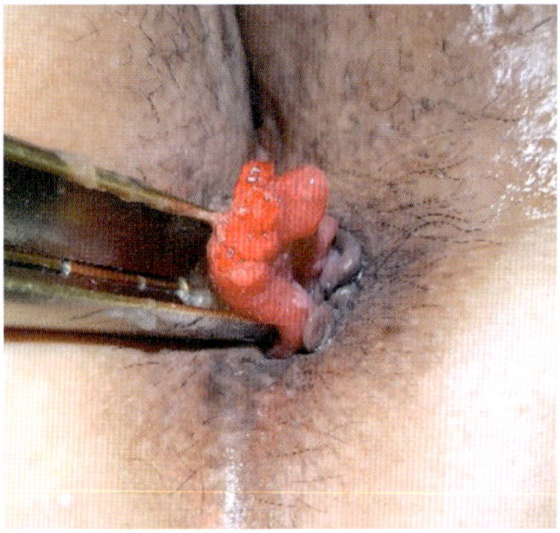

▲赤い直腸粘膜が脱出している

直腸脱（p.50, 122）

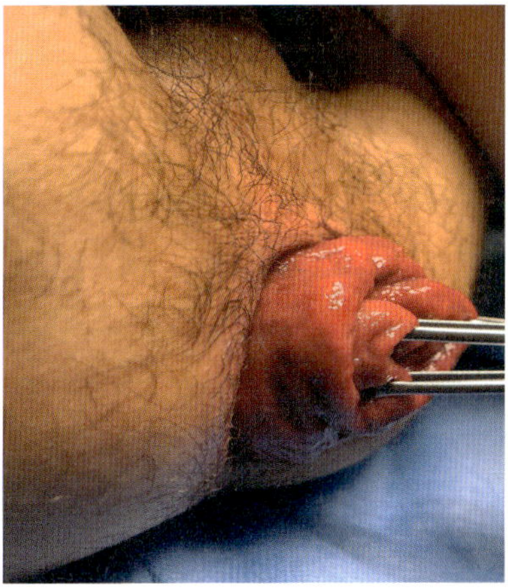

赤い直腸粘膜が全周性に脱出

直腸脱 疾患解説 ▷ p.50

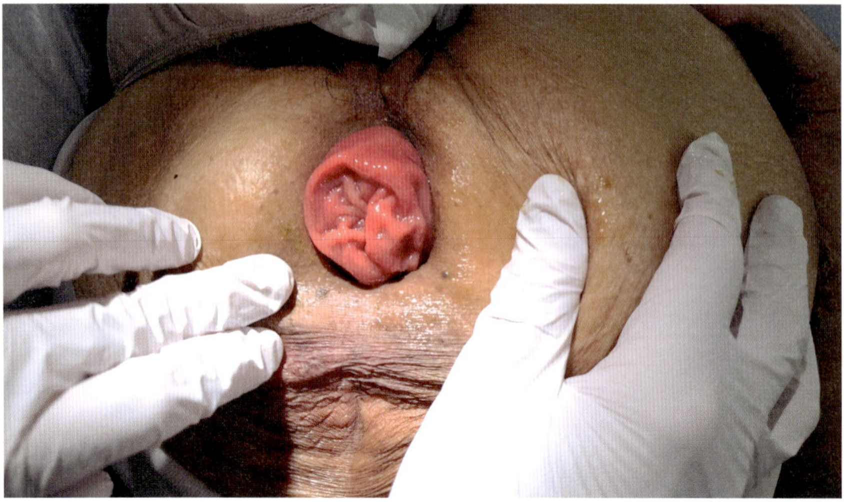

▲外来で怒責をかけると脱出してきた直腸脱

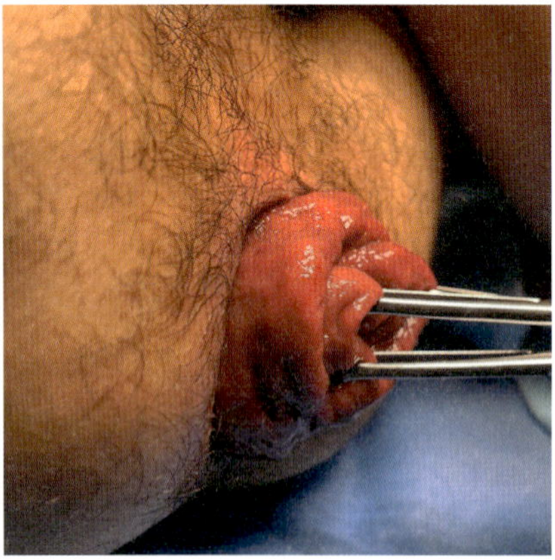

▲腰椎麻酔下に牽引すると脱出

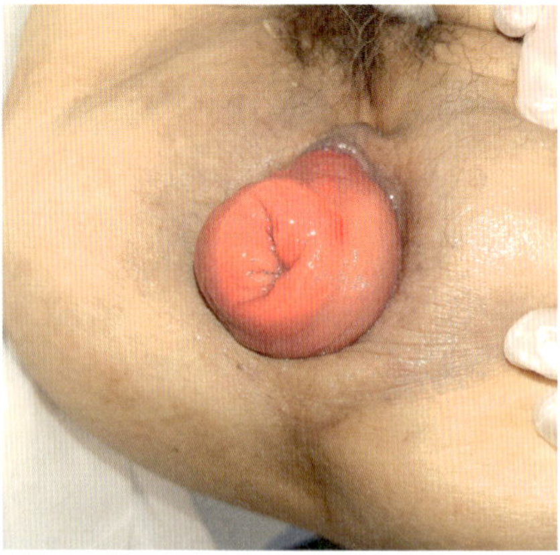

▲脱出した状態で来院

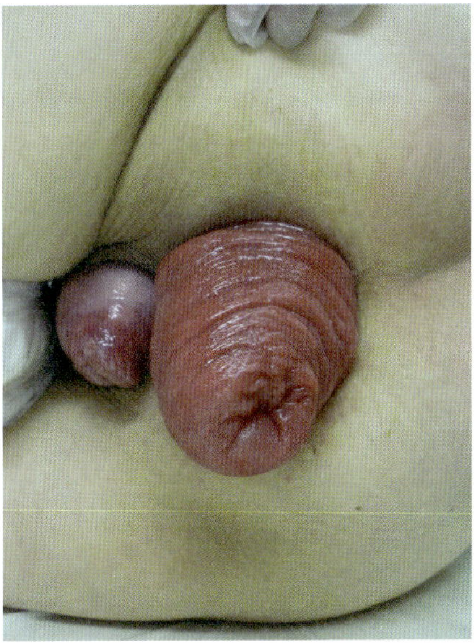

▲子宮脱合併例

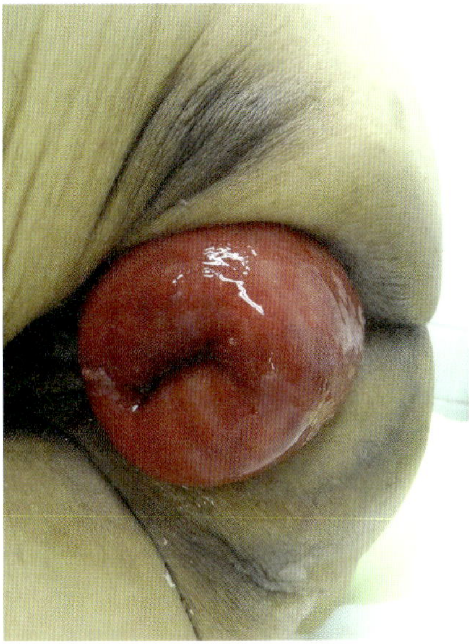

▲直腸脱嵌頓例

嵌頓痔核（p.34，129）

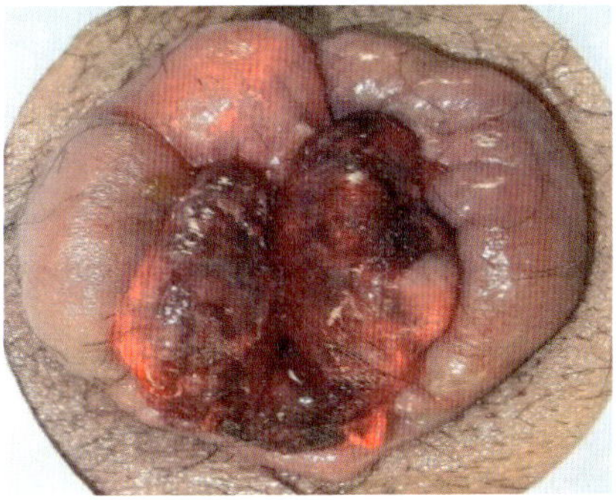

粘膜よりも痔核成分が脱出しているため，緊満感が強く色調は暗赤色

直腸粘膜脱症候群（MPS）（p.48，126）

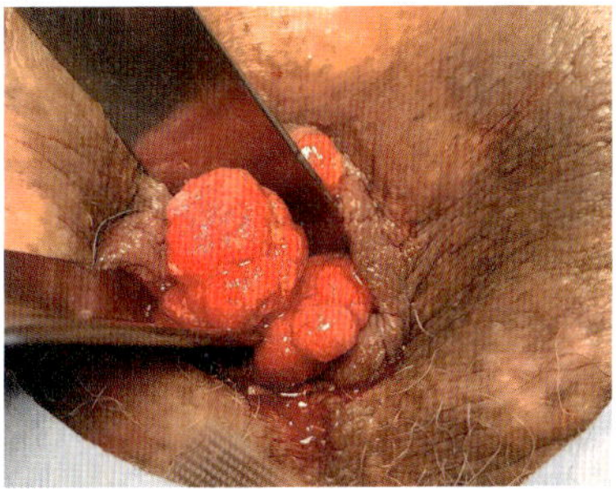

全周性に脱出することはない

肛門ポリープ 疾患解説 ▷ p.40

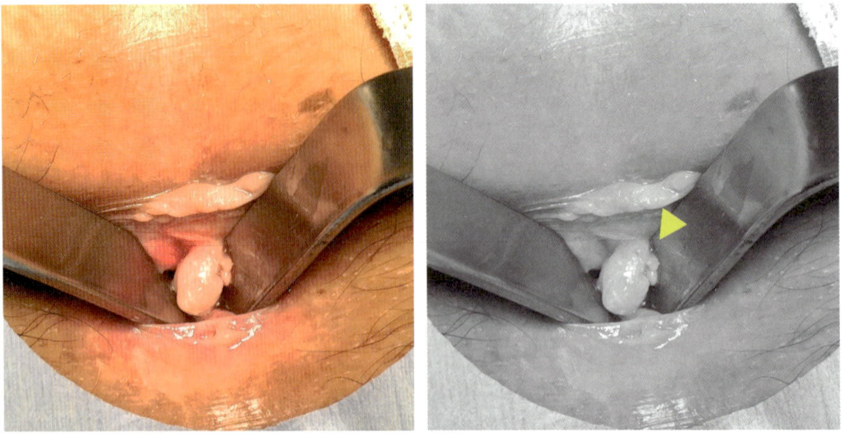

▲肛門管内に肛門ポリープを認める

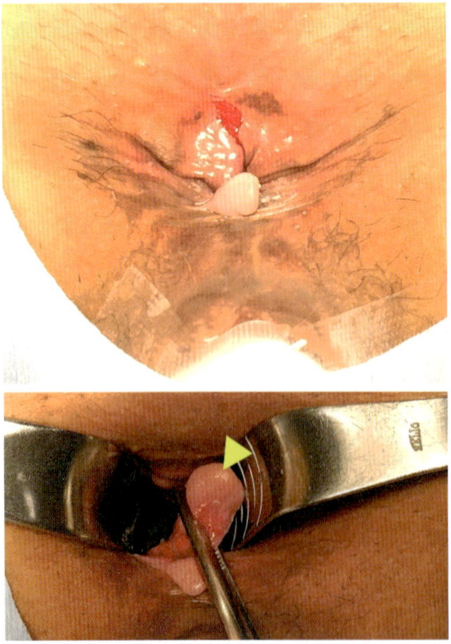

▲肛門外に脱出する肛門ポリープ

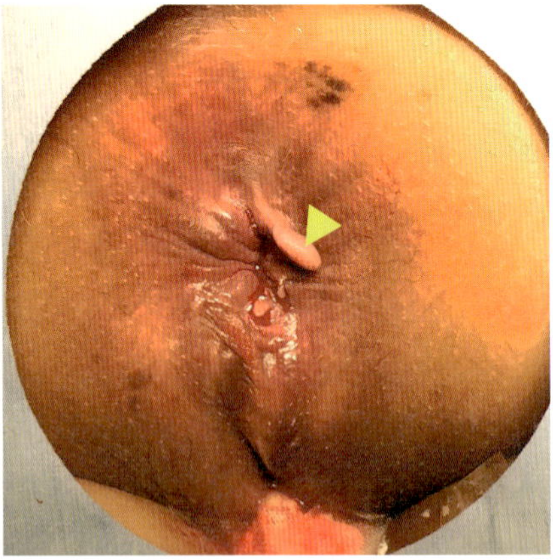

▲肛門 0 時方向に見張りイボを認める

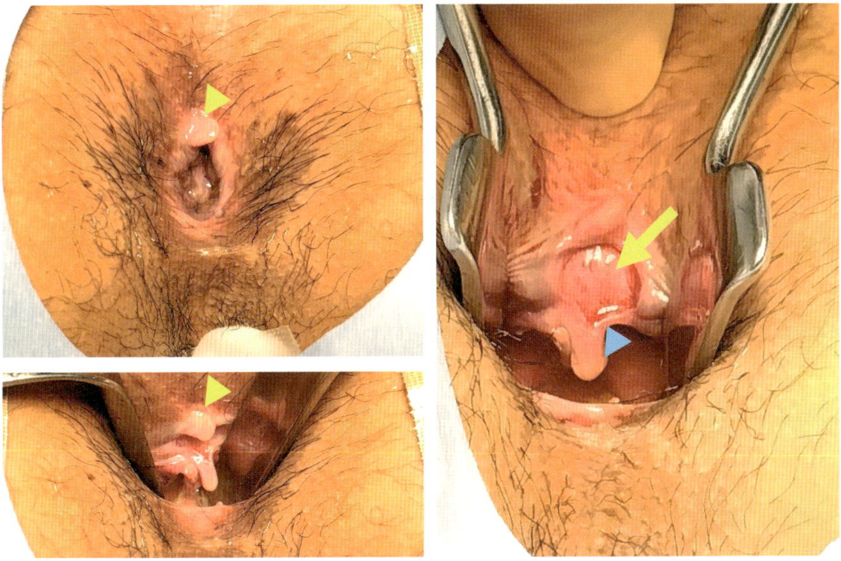

▲この３枚は同一症例（黄矢頭：見張りイボ，黄矢印：裂肛，青矢頭：肛門ポリープ）

内痔核（p.28，120）

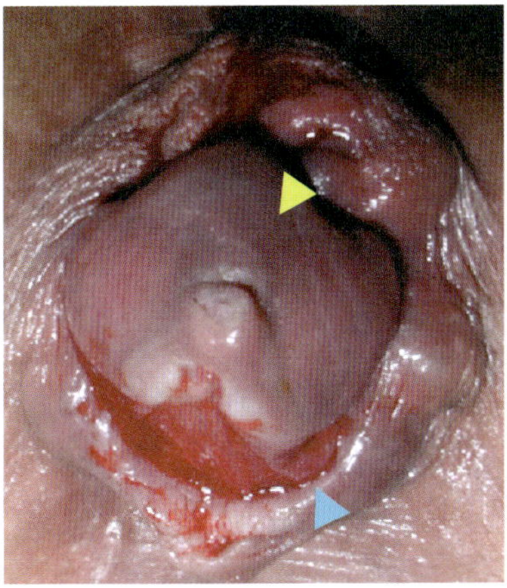

随伴裂肛を伴い浮腫んだ痔核は，ポリープ様に見えることもある（黄矢頭：浮腫んだ痔核，青矢頭：随伴裂肛）

直腸粘膜脱症候群（MPS）（p.48，126）

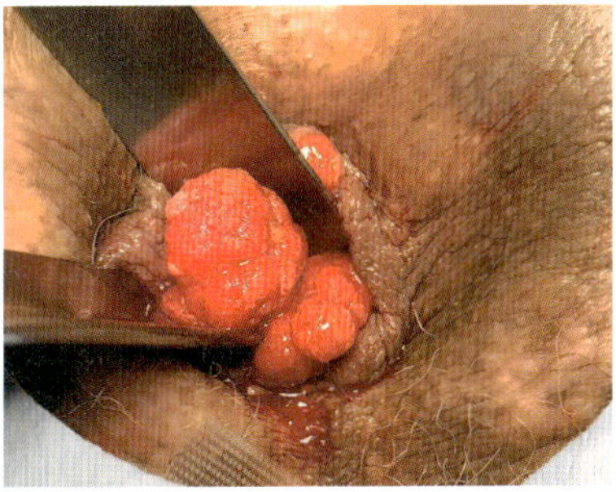

局所的に腫脹すると肛門ポリープのように見えることがある

直腸粘膜脱症候群（MPS） 疾患解説 ▷ p.48

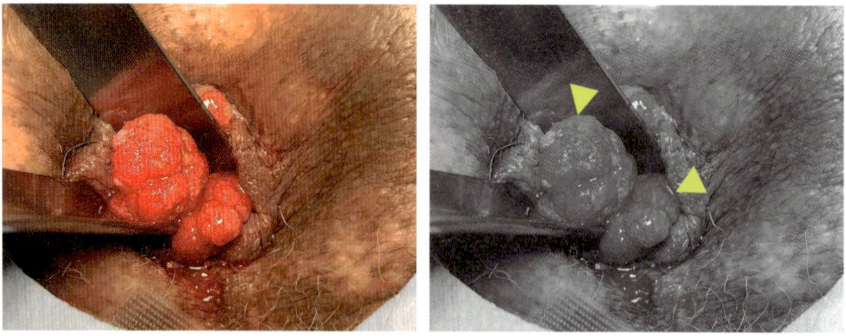

▲肛門４時，９時方向に脱出したMPS。MPSは従来の直腸粘膜と比べて発赤調である

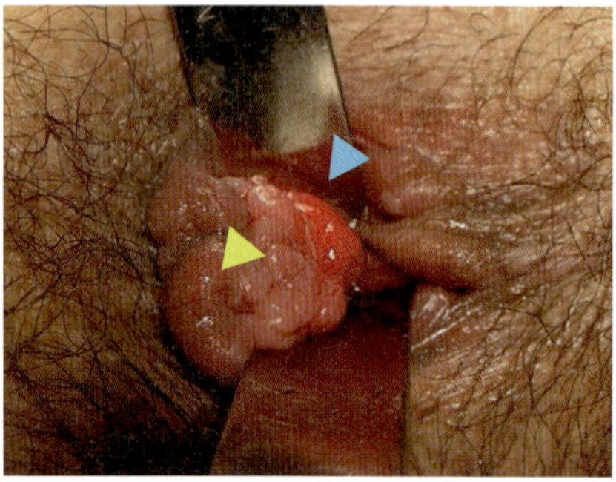

▲肛門９時方向に内痔核（青矢頭）とMPS（黄矢頭）が脱出

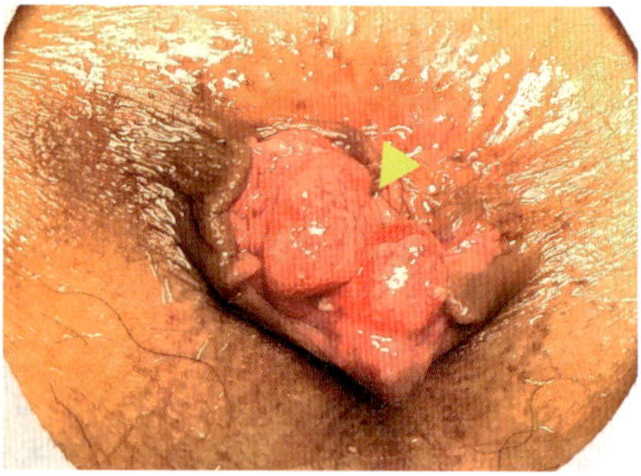

▲半周性に脱出した直腸粘膜脱

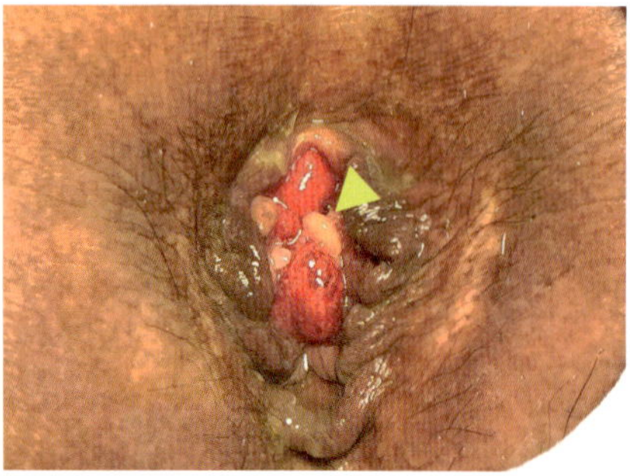

▲MPSが肛門ポリープ状に脱出

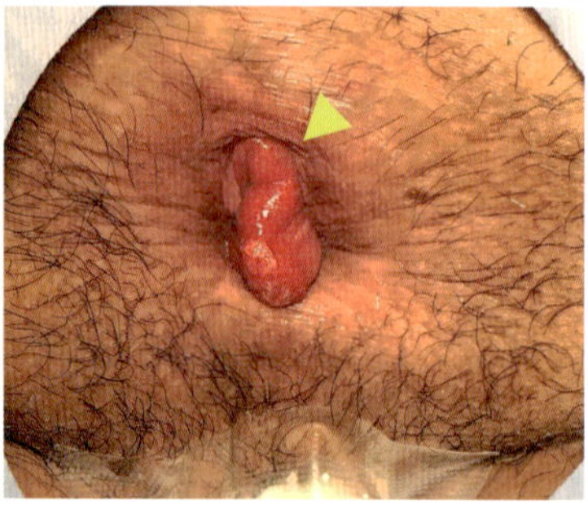

▲MPSが肛門ポリープ状に脱出

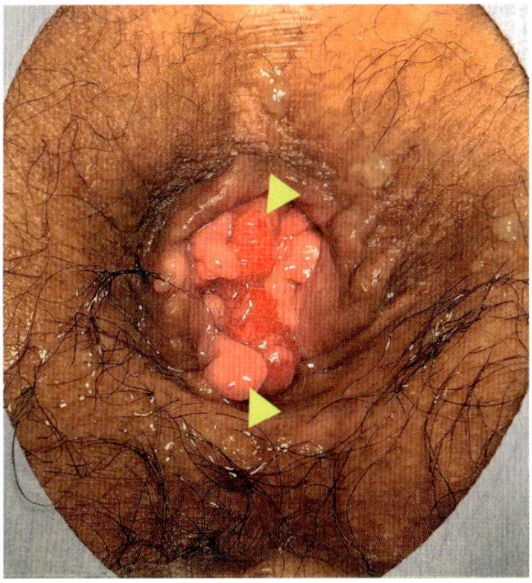

▲肛門 0 時，6 時方向に MPS

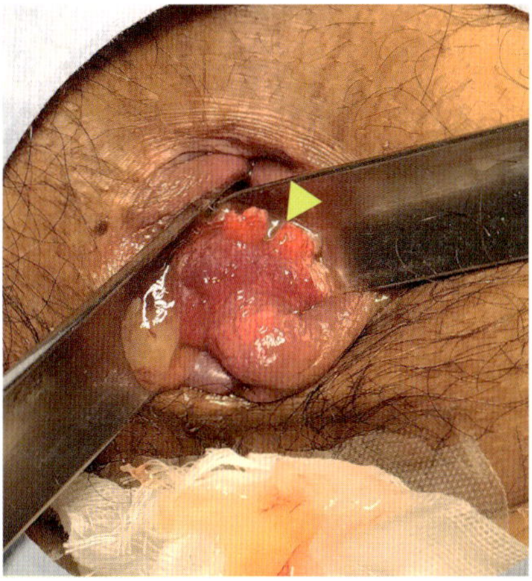

▲八頭状となった MPS

直腸脱（p.50，122）

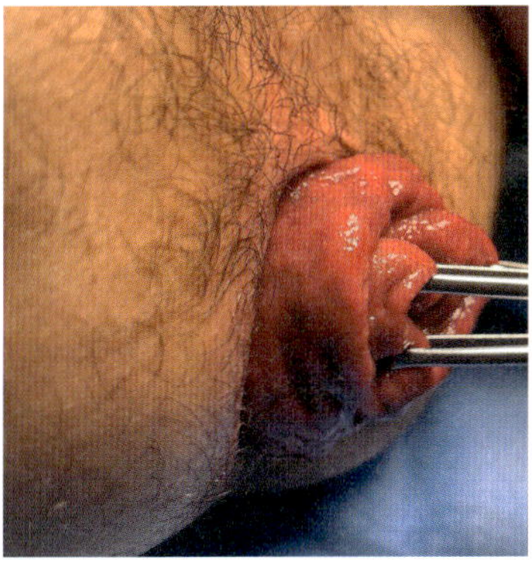

直腸の全層が脱出し，完全に露出することが多い

内痔核（p.28，120）

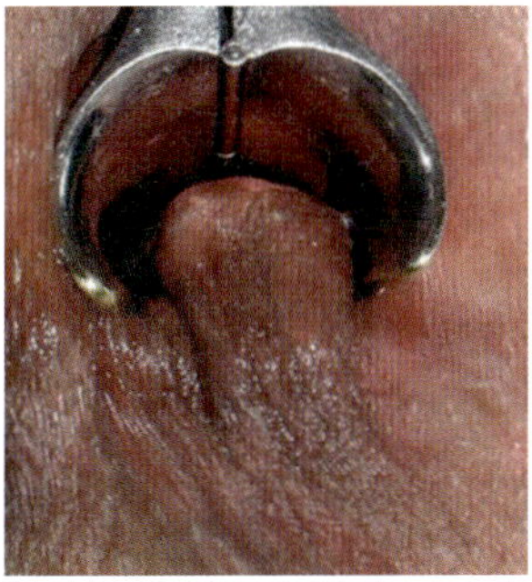

痛みや出血を伴うことがある。直腸粘膜脱では，疼痛をきたすことはない

肛門ポリープ（p.40，124）

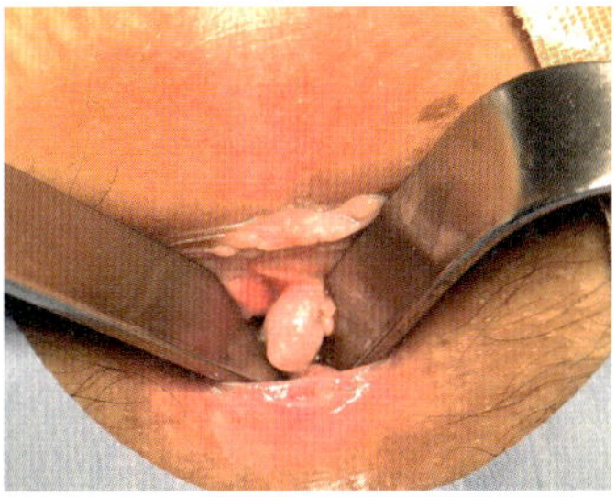

直腸粘膜脱は発赤調だが，肛門ポリープは白色調であることが多い

直腸瘤　疾患解説 ▷ p.92

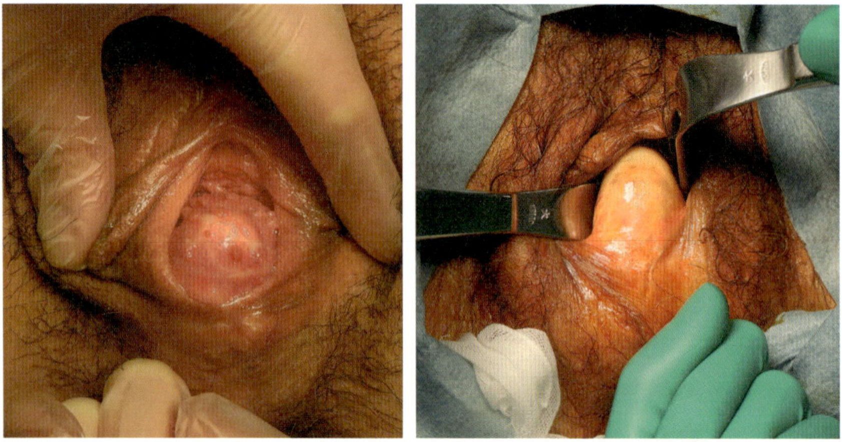

▲上が腹側，下が背側。直腸指診で直腸前壁を圧迫すると，腟側に直腸瘤が突出する

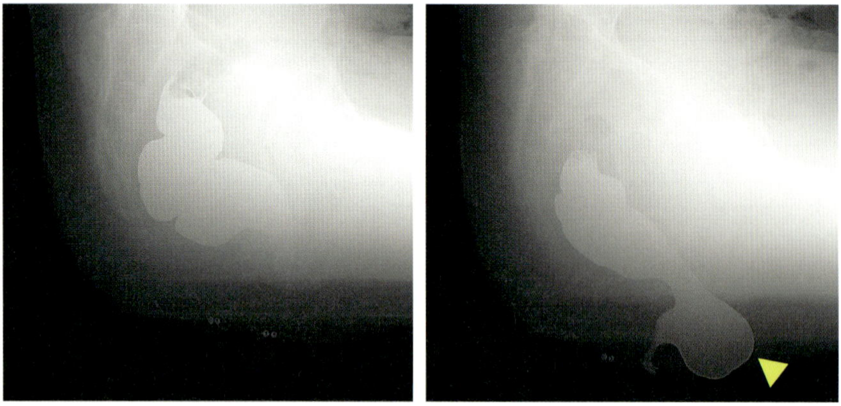

▲排便造影検査
左：排便前，右：排便時

嵌頓痔核 疾患解説▷p.34

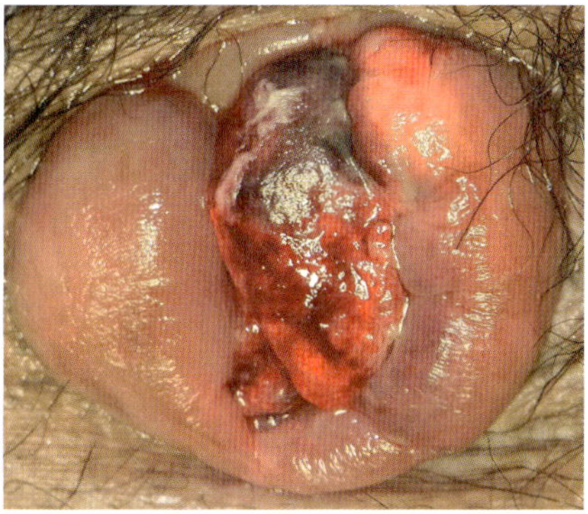

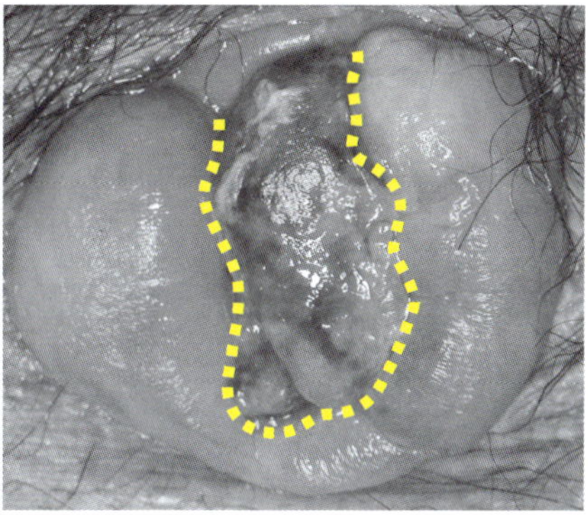

▲内外痔核が腫脹し，内痔核・外痔核の境界が明瞭な溝（右図点線）を形成している

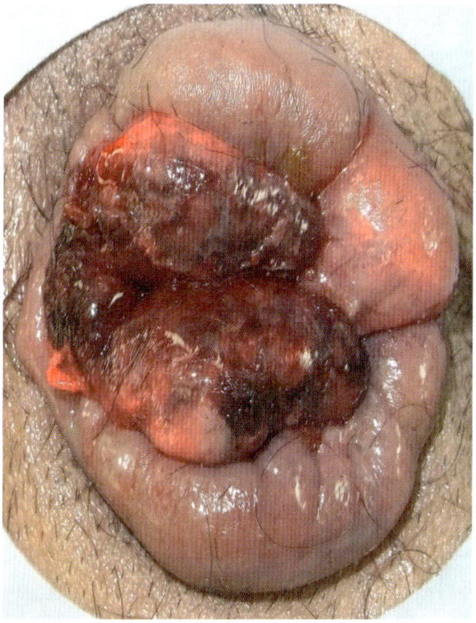

▲内痔核に形成された血栓が赤黒く透見される

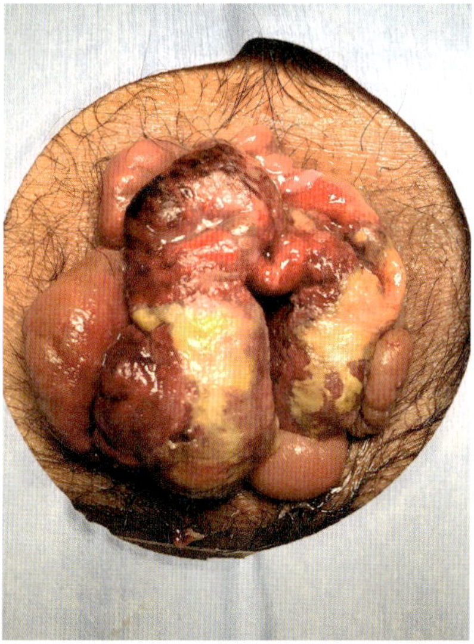

▲内痔核の上皮・粘膜が一部壊死している

裂肛（切れ痔） 疾患解説▷p.36

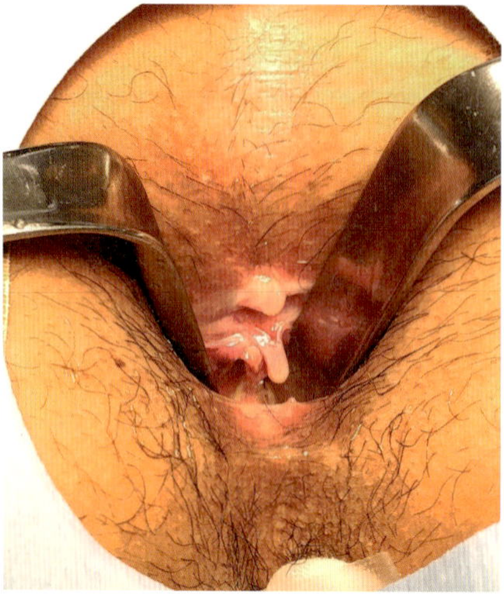

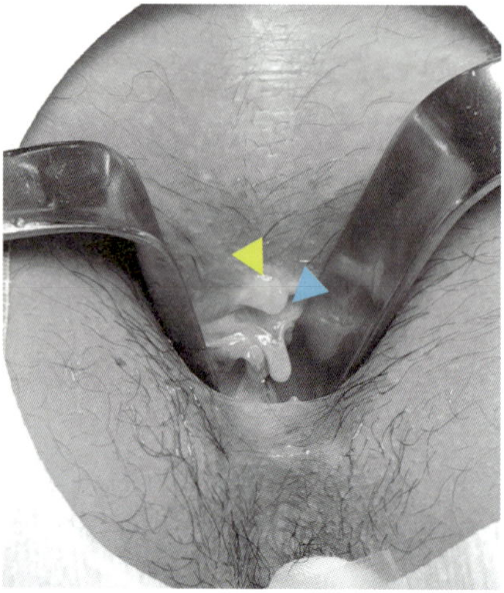

▲青矢頭：裂肛，黄矢頭：見張りイボ

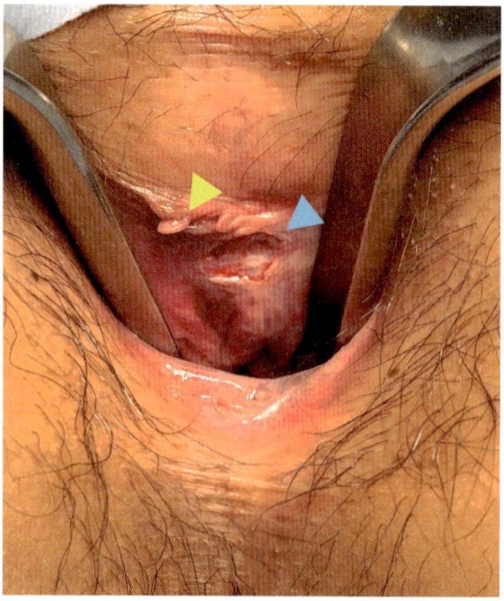

▲青矢頭：裂肛，黄矢頭：見張りイボ

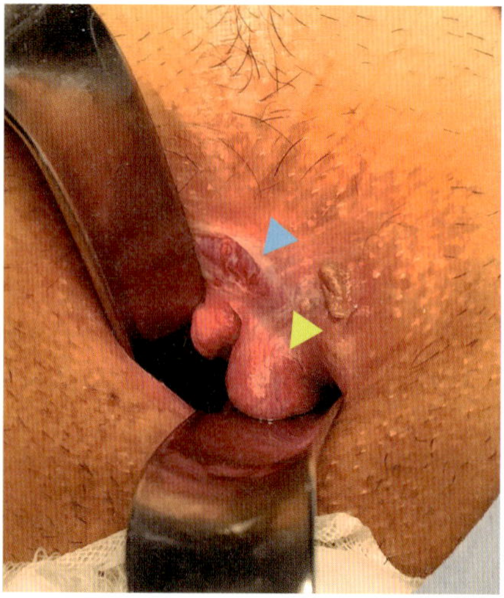

▲裂肛：矢印，肛門ポリープ：矢頭

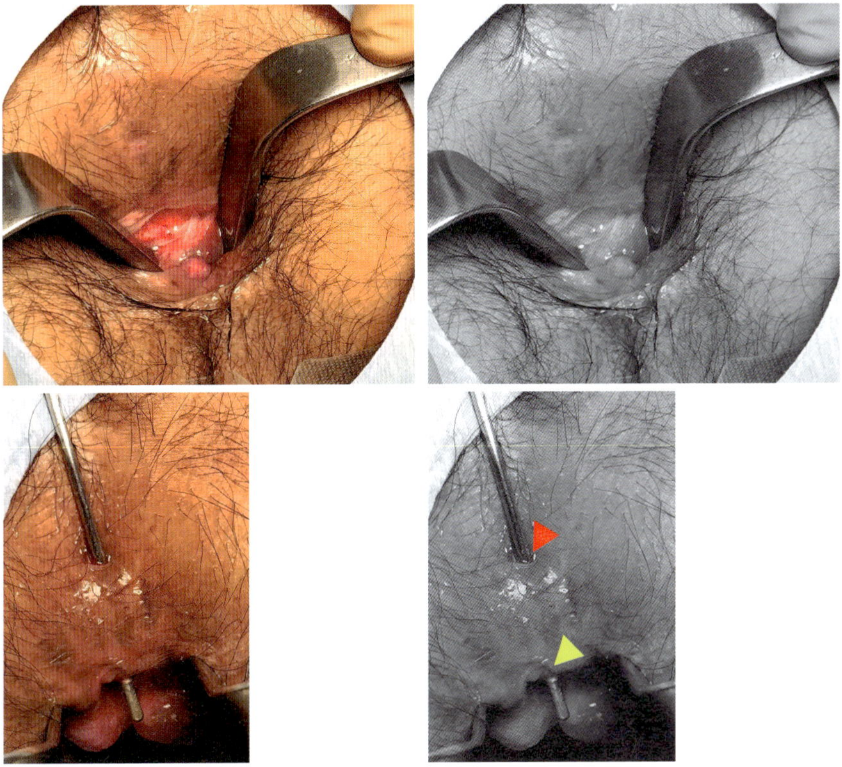

▲裂肛(黄矢頭)が原発孔となった痔瘻二次孔(赤矢頭)

血栓性外痔核(p.32, 132)

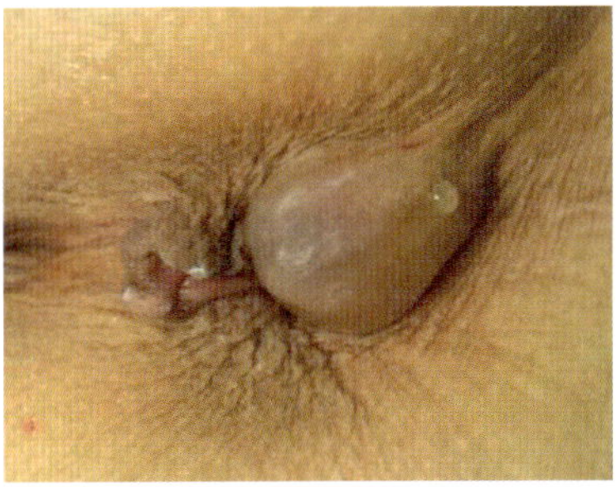

嵌頓痔核(p.34, 129)

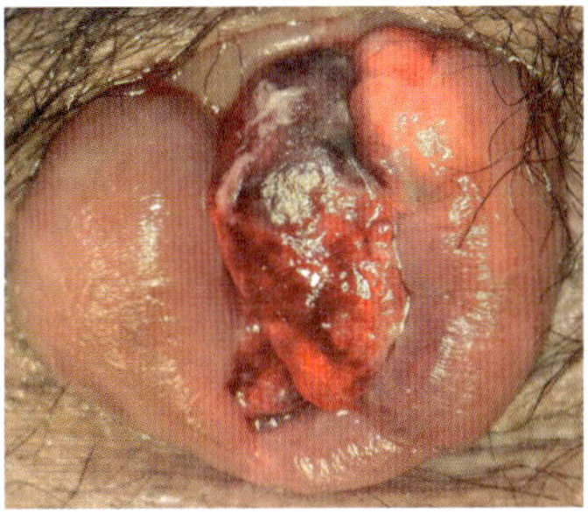

裂肛と同様に疼痛を引き起こすが, これらは肛門外に存在しており, 視診で見分けがつく

血栓性外痔核 疾患解説▷p.32

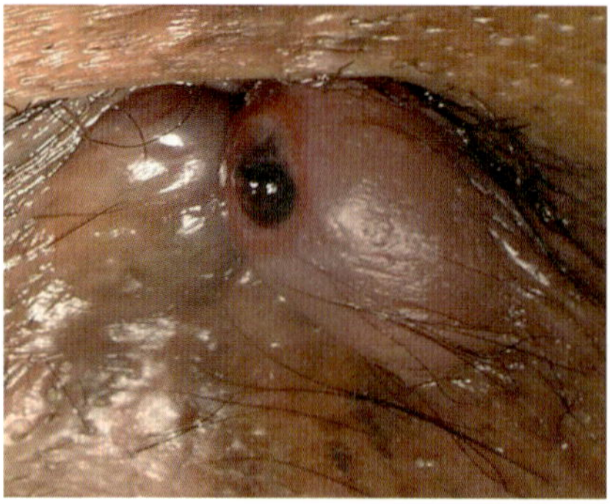

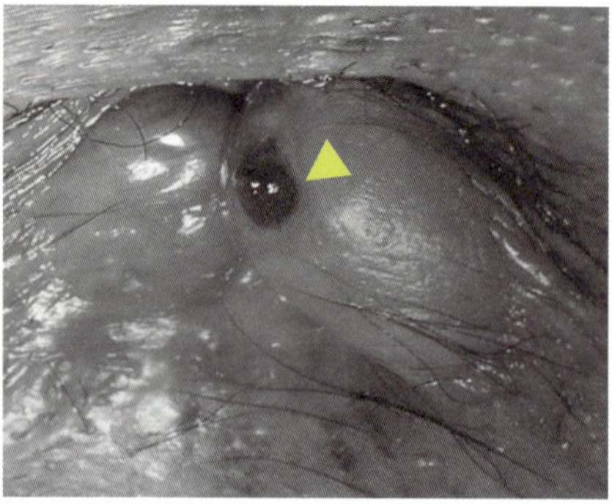

▲自壊し，血栓が露出している

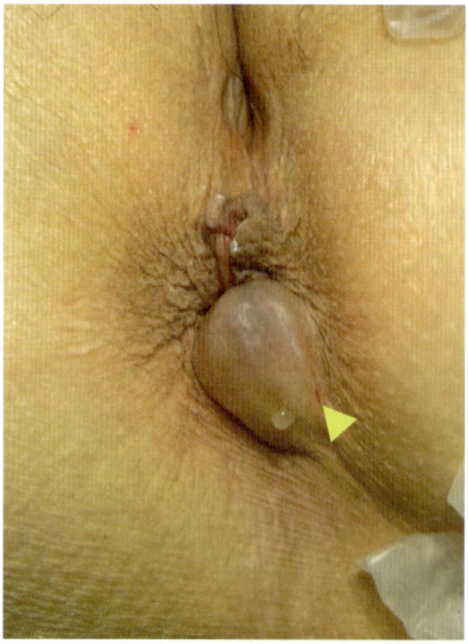

▲血栓を形成し，外痔核が浮腫んでいる

悪性黒色腫(p.58，136)

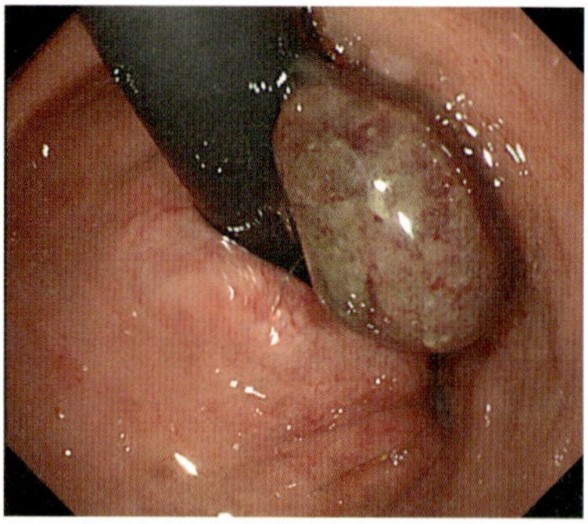

直腸肛門の腫瘍性病変，特に悪性黒色腫は血栓性外痔核と見た目が似ている。悪性黒色腫の場合，急性の腫れや痛みの症状を訴えることは少なく，数カ月以上経過している脱出で，痛みを伴うことは少ない

痔瘻(あな痔)

疾患解説▷p.42

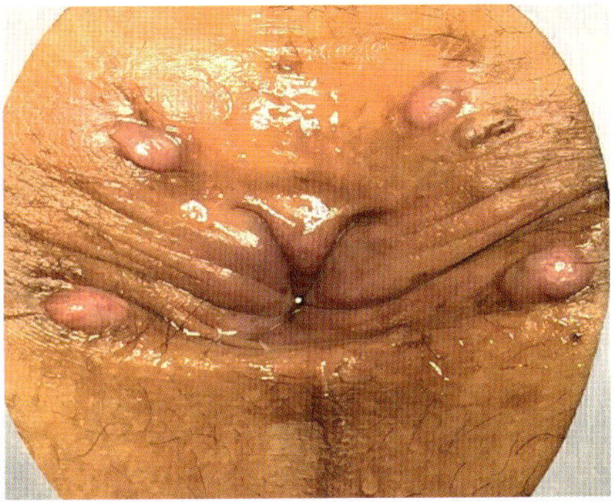

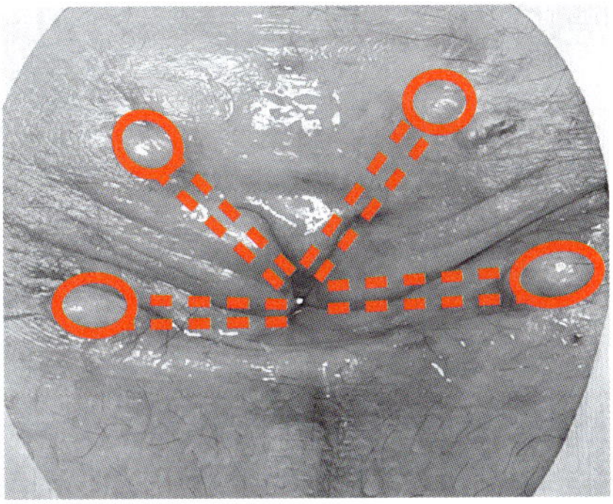

▲多発痔瘻。多発する二次口を肛門周囲に認め，指診，エコーで肛門管内に連続する瘻管を認める

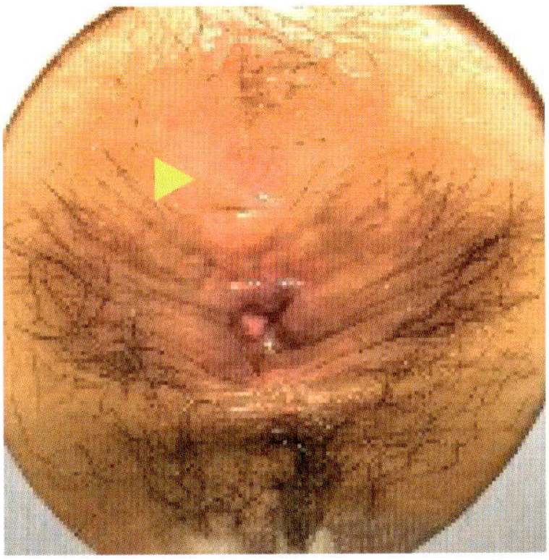

▲後方(写真上側)の痔瘻。二次口は隆起せず指診のみではわかりにくい症例

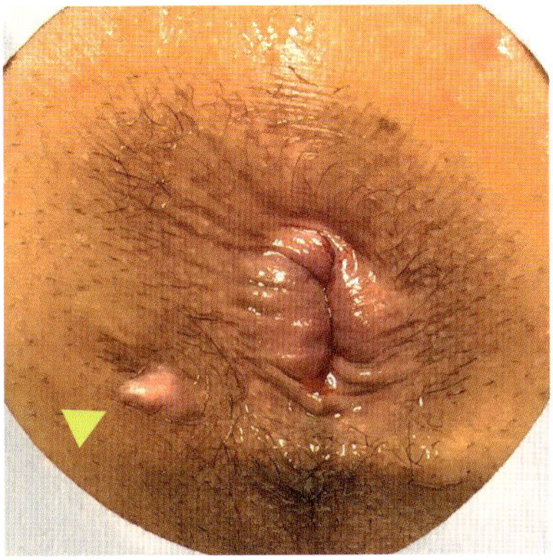

▲右前方(写真左下)の痔瘻

粉瘤(p.64，116)

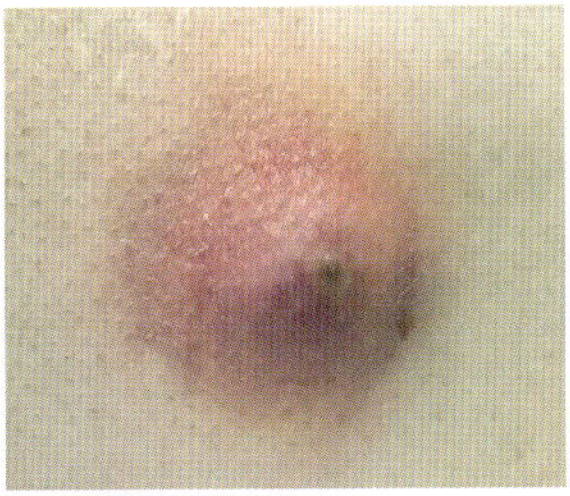

内腔は粥状物質。肛門との間に瘻管を認めない

膿皮症(p.60，114)

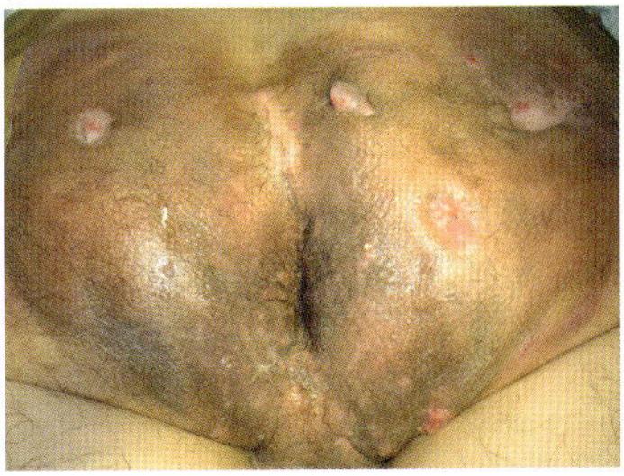

皮膚に褐色の色素沈着を認めることが多い。肛門との間に瘻管を認めないが，痔瘻に合併することもある

尖圭コンジローマ 疾患解説 ▷ p.66

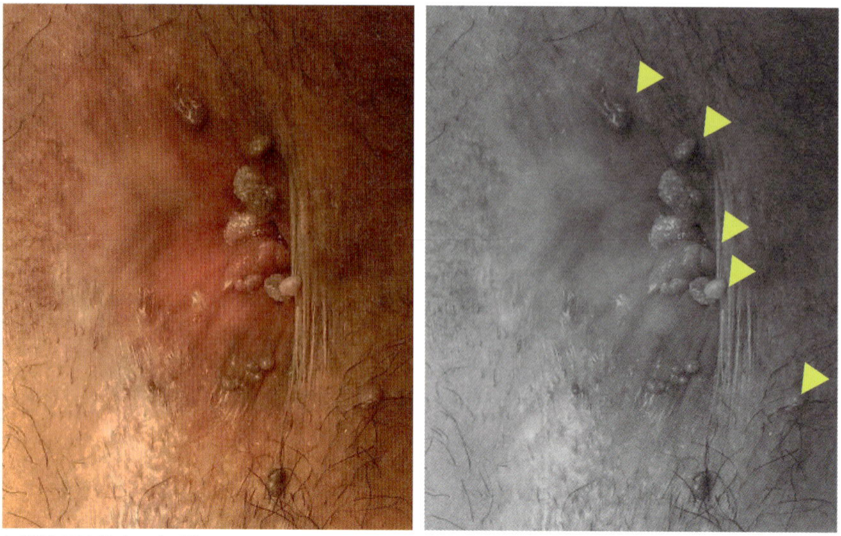

▲多発する尖圭コンジローマ

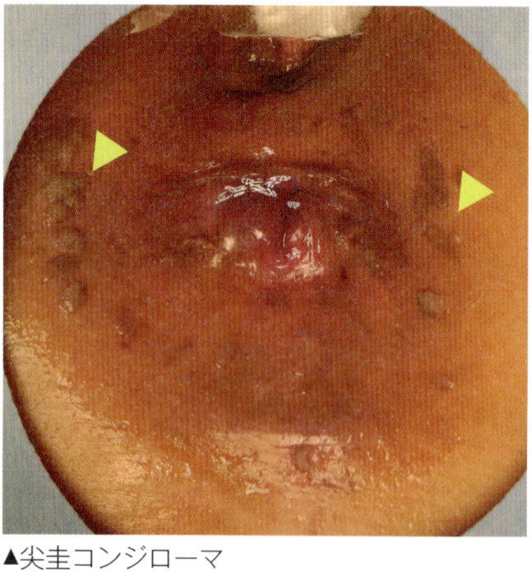

▲尖圭コンジローマ

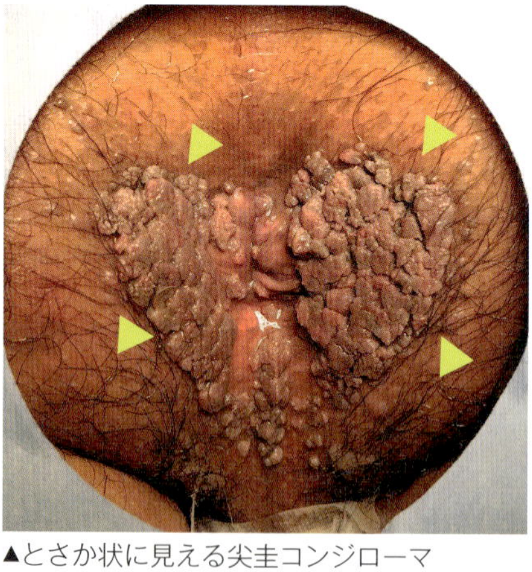

▲とさか状に見える尖圭コンジローマ

扁平コンジローマ（梅毒）

疾患解説 ▷ p.68

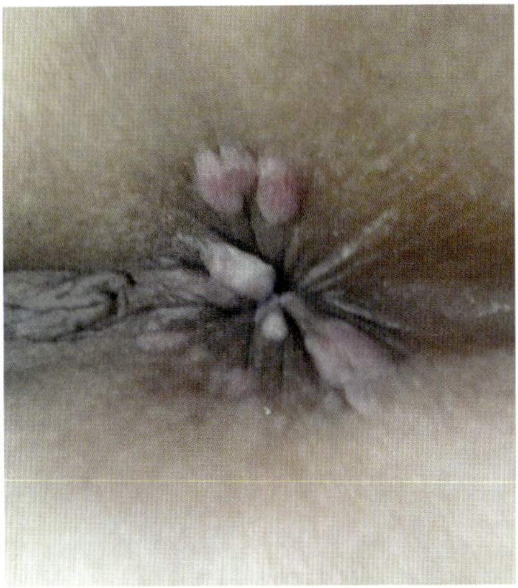

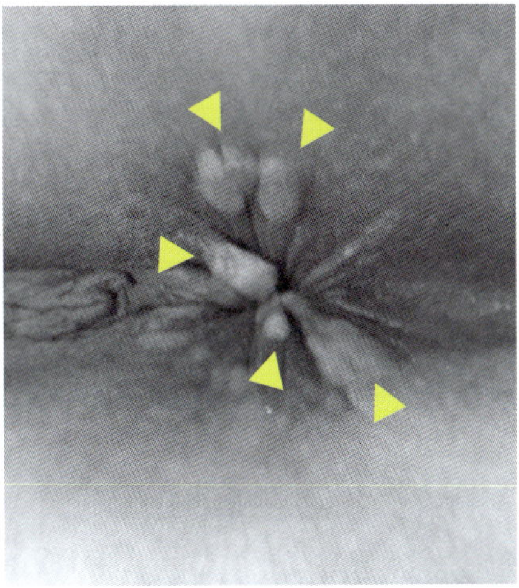

▲浸潤で扁平隆起した小結節を認める

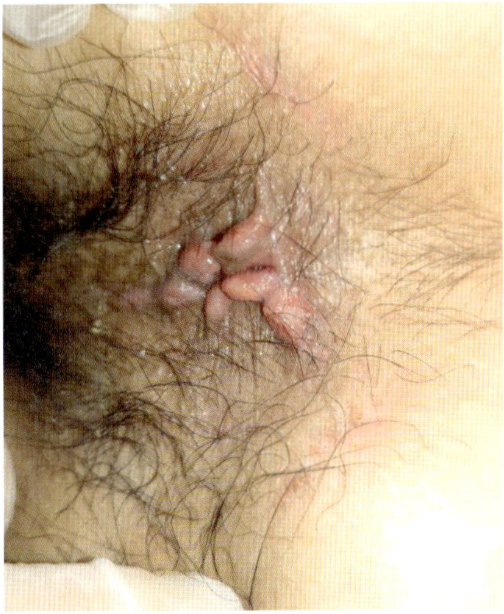

▲気になって拭きすぎて発赤した隆起として認めることもある

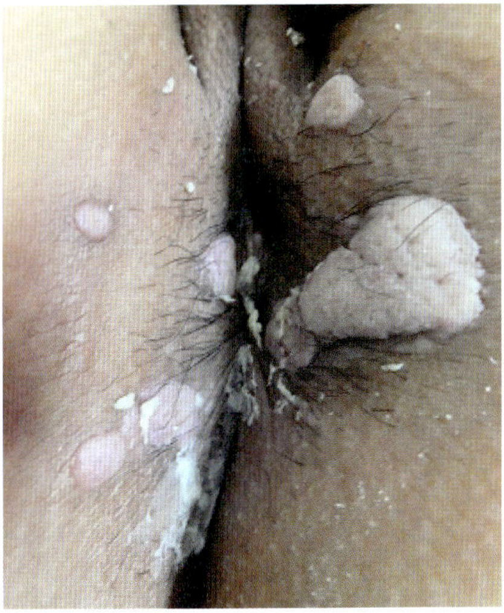

▲扁平な結節が多発している

悪性黒色腫 疾患解説 ▷ p.58

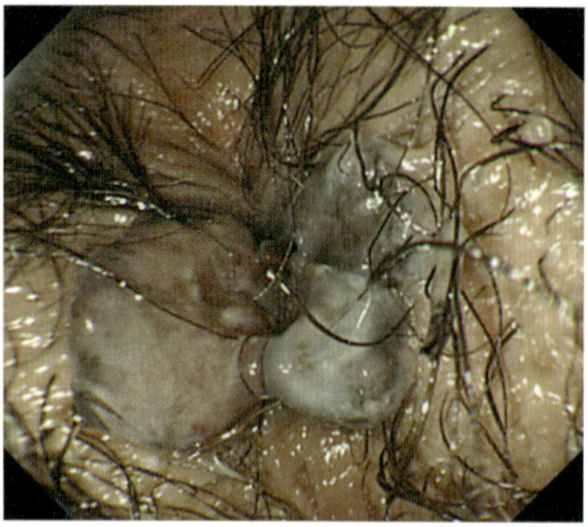

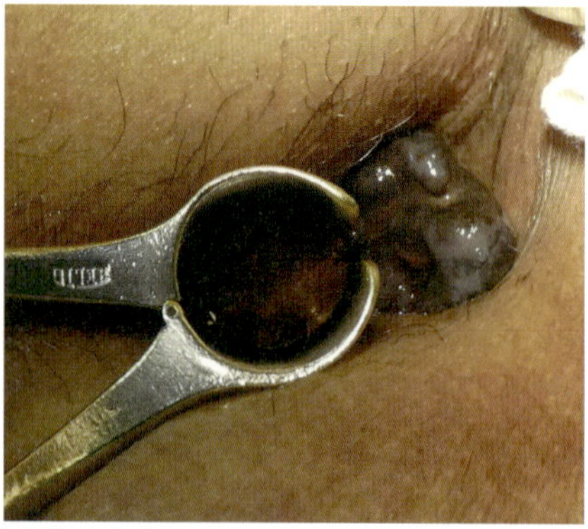

▲肛門部に黒色調の隆起性病変を認める

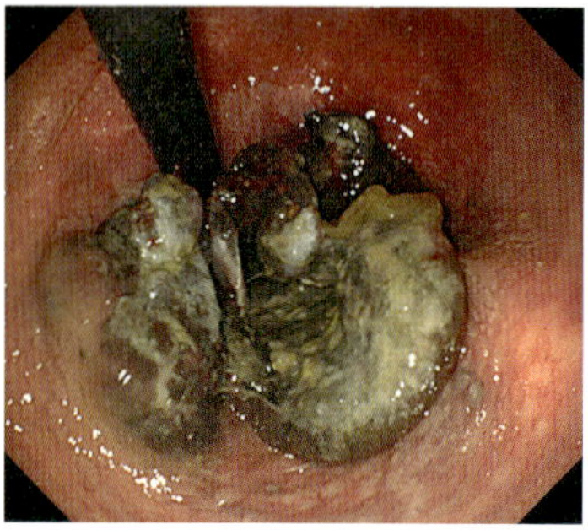

▲肛門管から直腸に進展する易出血性，黒色調の腫瘤性病変

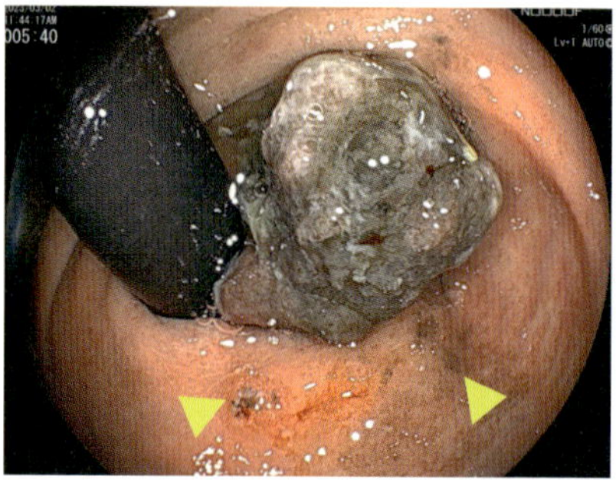

▲主病変の周囲に衛星病巣を認める

血栓性外痔核
(p.32，132)

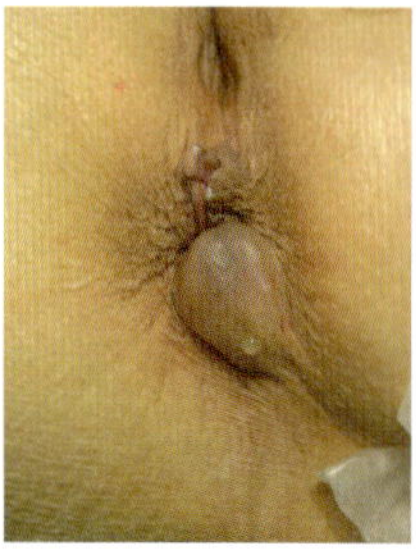

嵌頓痔核
(p.34，129)

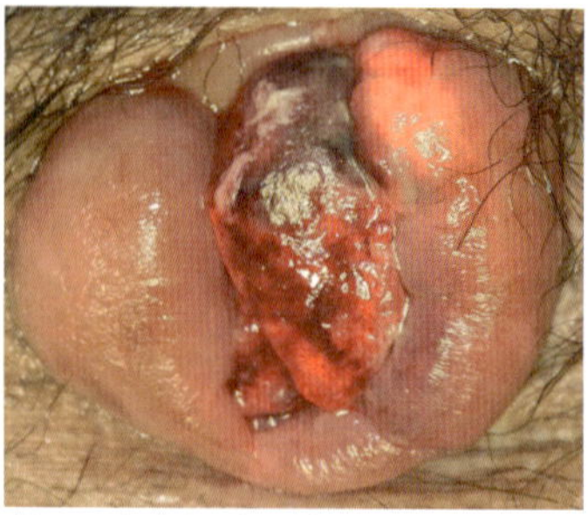

急性の経過で強い疼痛を伴い，保存加療で徐々に快癒する

肛門ポリープ
(p.40，124)

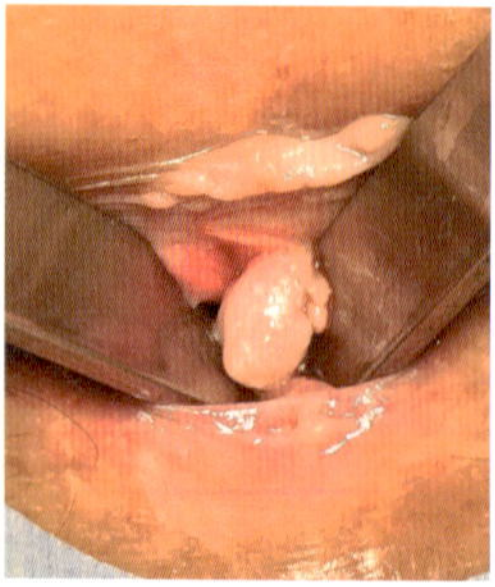

白色調で，悪性黒色腫のような周囲への浸潤は認めない

フルニエ壊疽 疾患解説▷p.56

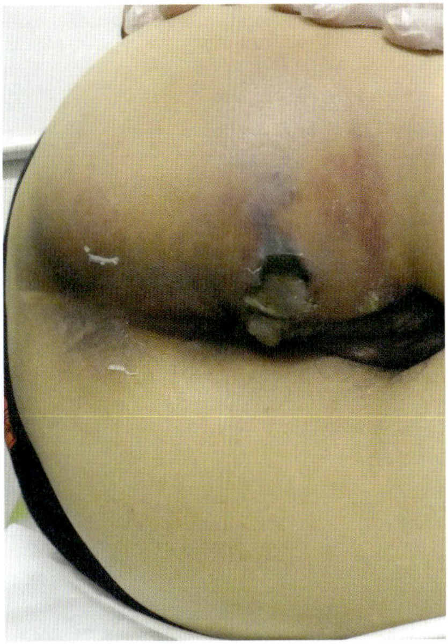

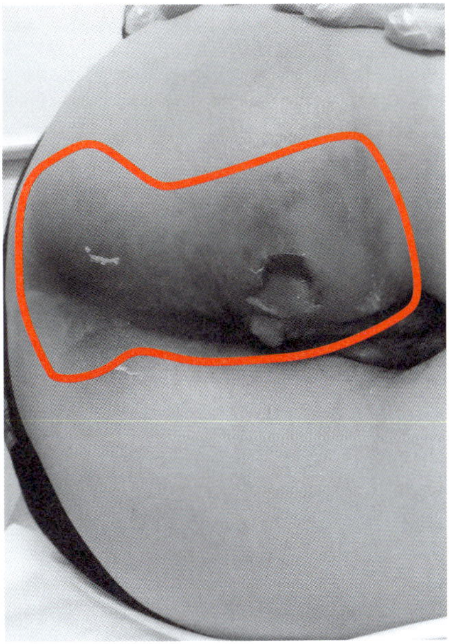

▲右臀部から仙骨部にかけて広範囲に腫脹を認め，一部紫/黒色変化を認める

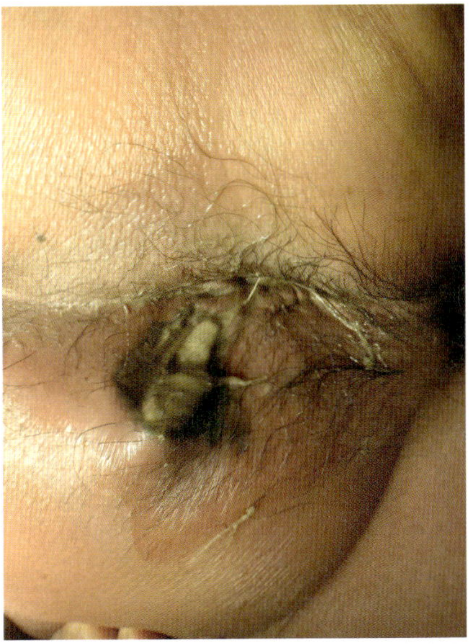

▲左臀部に発赤・腫脹を認め，一部黒色変化を認める

直腸肛門周囲膿瘍(p.46，112)

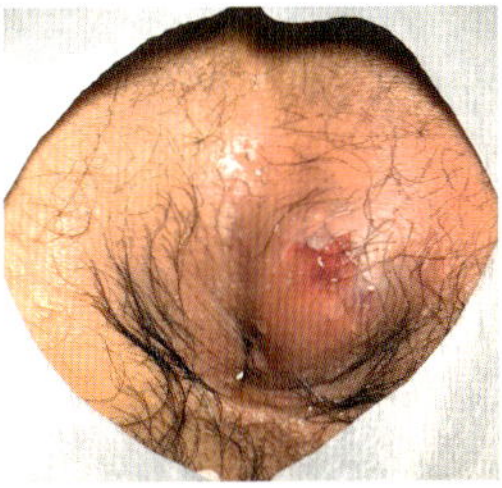

感染性粉瘤(p.64，116)

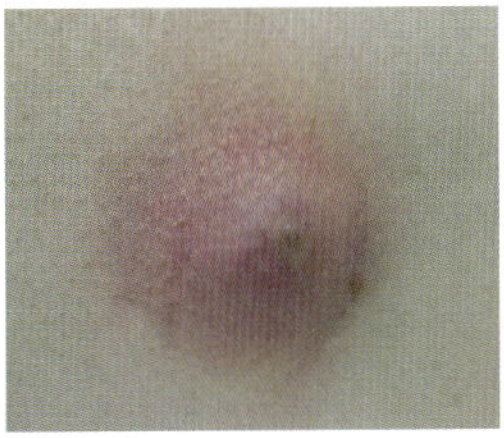

まれに小範囲の壊死を認めるが，フルニエ壊疽のような広範囲への進展，重篤感，皮下気腫は認めない

クローン病 疾患解説▷p.76

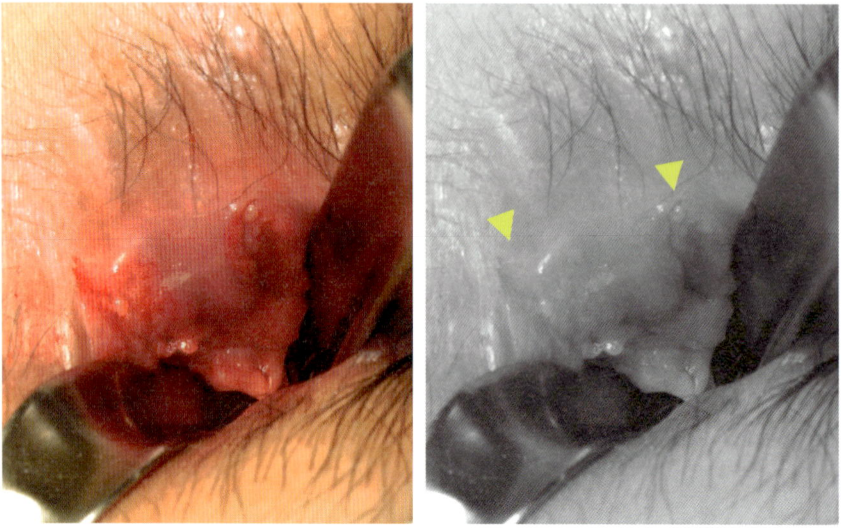

▲肛門縁を超える不整な潰瘍を認める

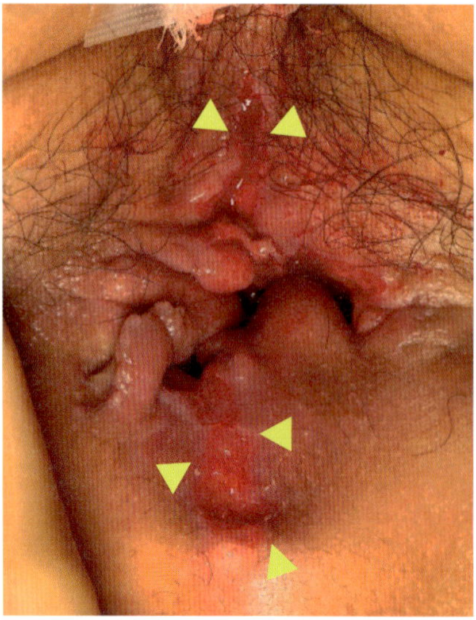

▲肛門管を超えて皮膚まで長く伸びる潰瘍

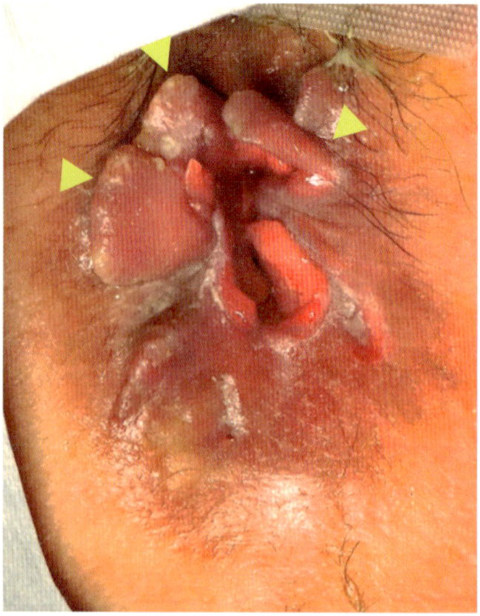

▲潰瘍を伴う浮腫んだ皮垂

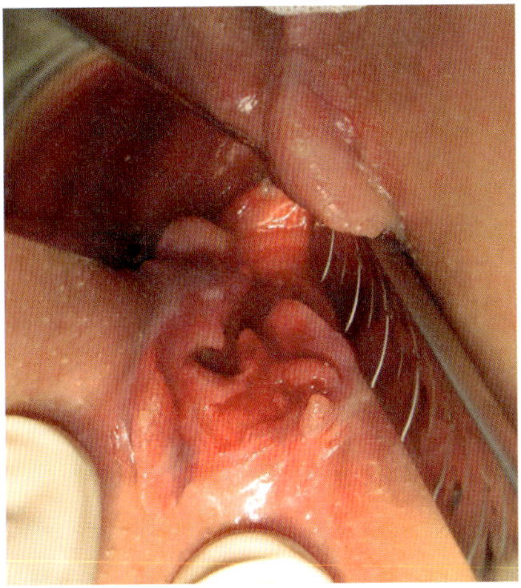

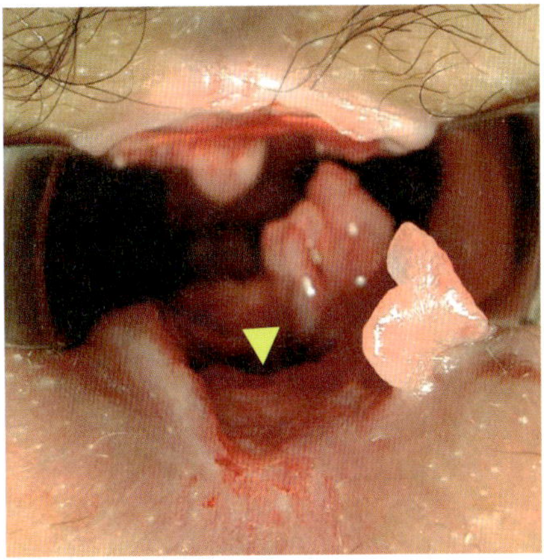

▲▶指が入るほどの深い潰瘍

裂肛（p.36，130）

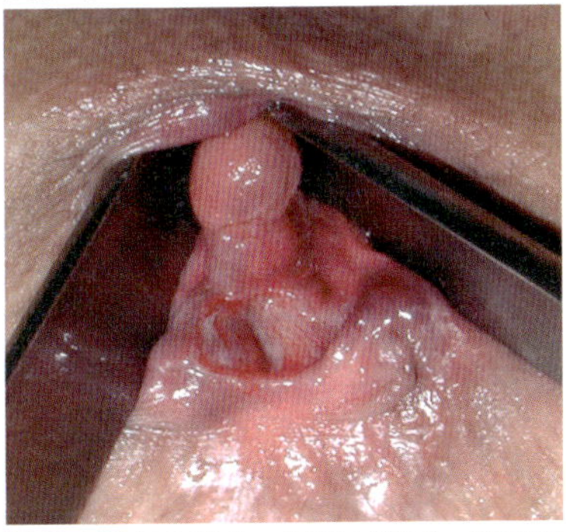

通常の裂肛の場合，辺縁が整で，肛門縁からはみ出ることはない

痔瘻（p.42，133）

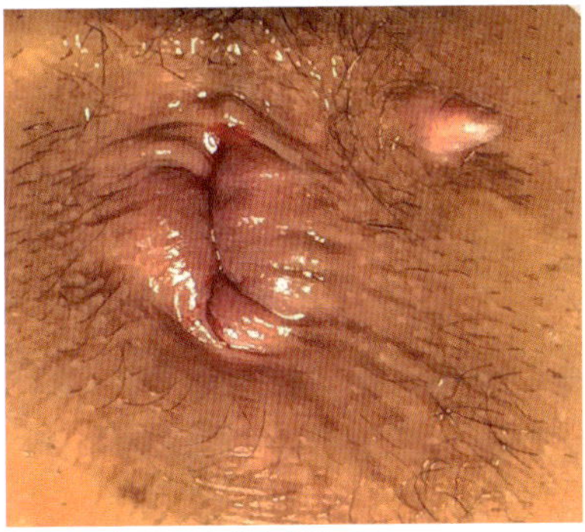

通常の痔瘻は潰瘍を伴わない

大腸癌 疾患解説 ▷ p.52

疾患解説 ▷ p.52

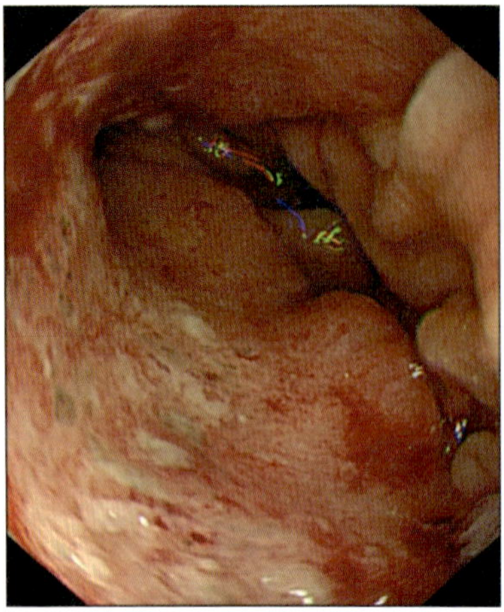

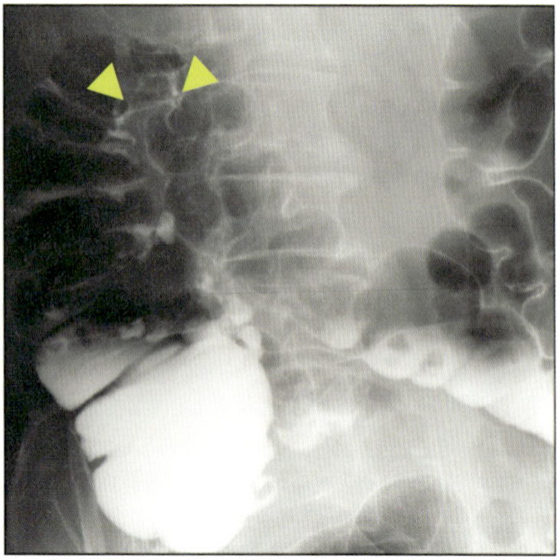

▲下部内視鏡検査画像所見（左）と注腸検査画像（右）。3/4 周性の腫瘤を認める

潰瘍性大腸炎 疾患解説 ▷ p.78

疾患解説 ▷ p.78

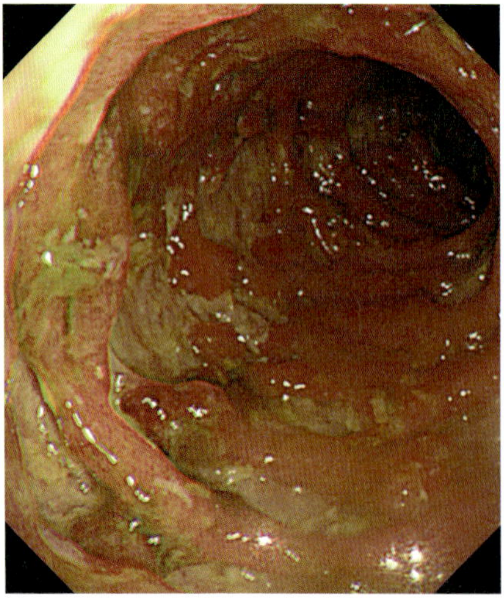

▲肛門周囲膿瘍の診断で紹介受診。1 カ月以上続く下痢，発熱。重症潰瘍性大腸炎に痔瘻・肛門周囲膿瘍が合併していた

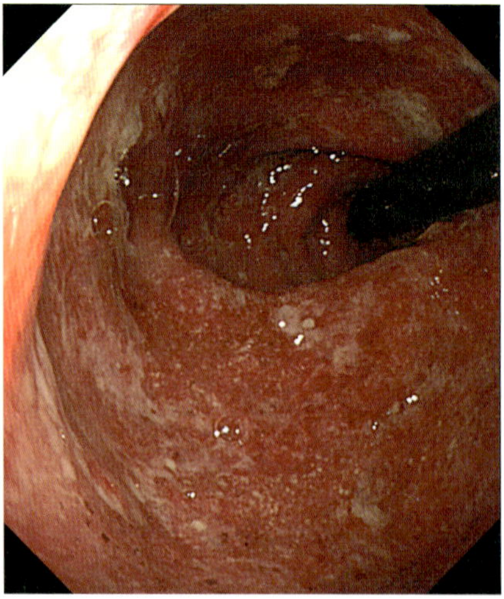

▲血便・粘液の漏れを主訴に来院

大腸憩室出血 疾患解説 ▷ p.80

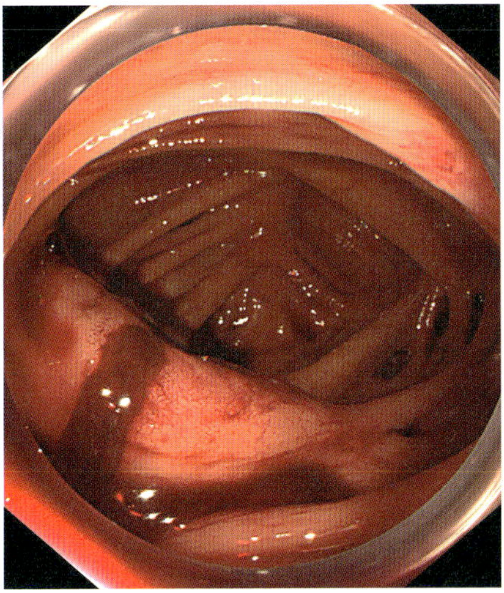

▲多発する憩室。手前の憩室には凝固塊が付着しており，責任憩室と思われる

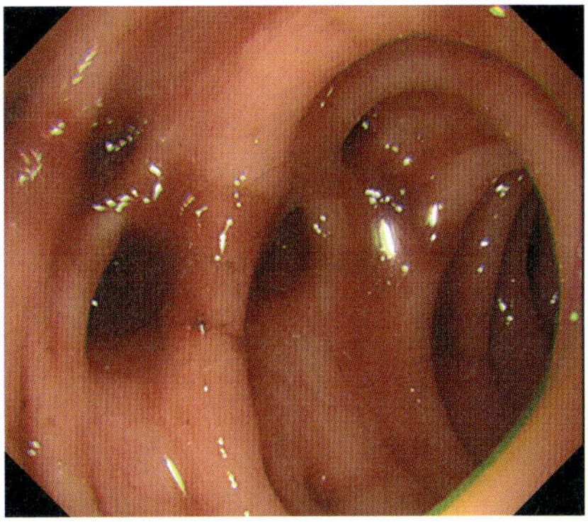

▲血液は暗赤色で，出血は鎮静化していると予想される

▼多発する憩室と，周囲に鮮血を認める

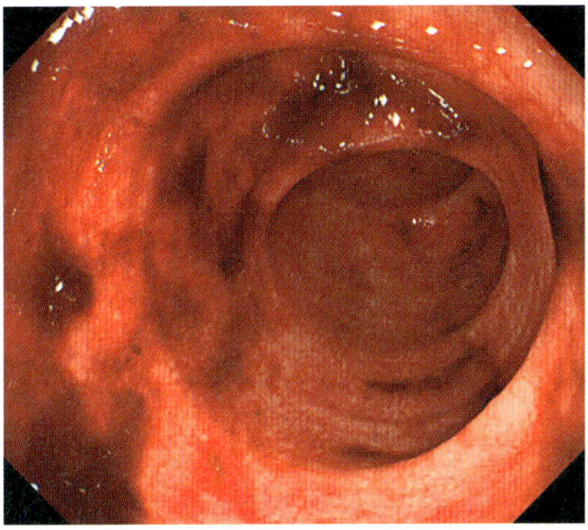

虚血性大腸炎 疾患解説 ▷ p.82

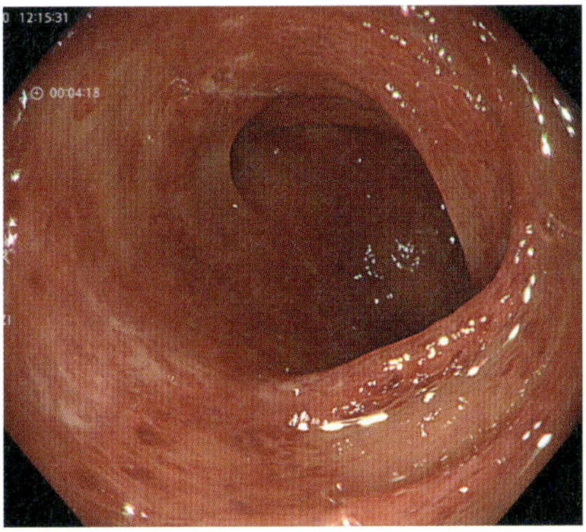

▲縦走傾向のある血管拡張，うろこ模様

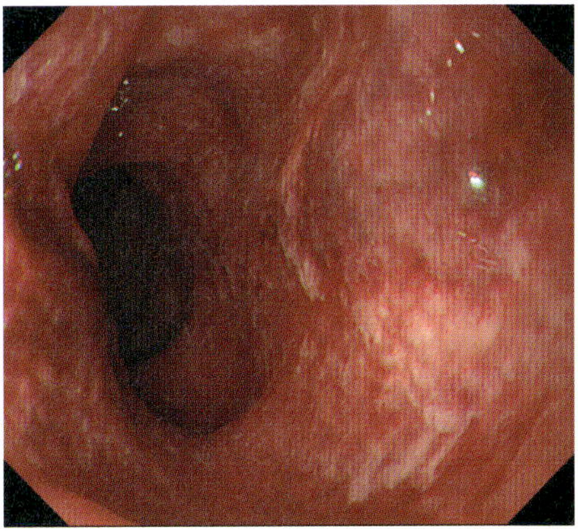

▲縦走傾向のある血管拡張，偽膜様所見

放射線性腸炎 疾患解説 ▷ p.84

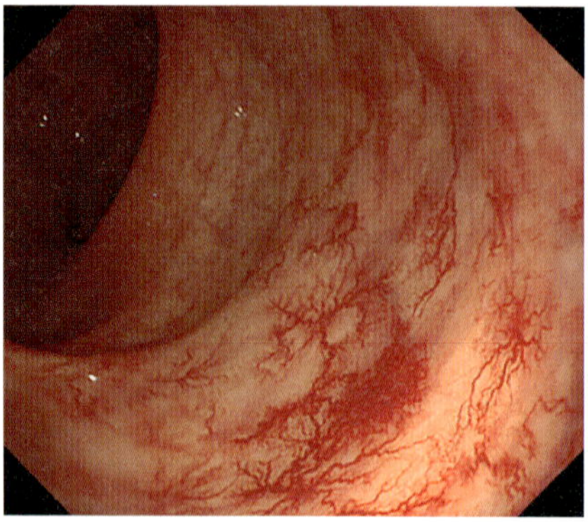

▲下部直腸に特徴的な毛細血管拡張

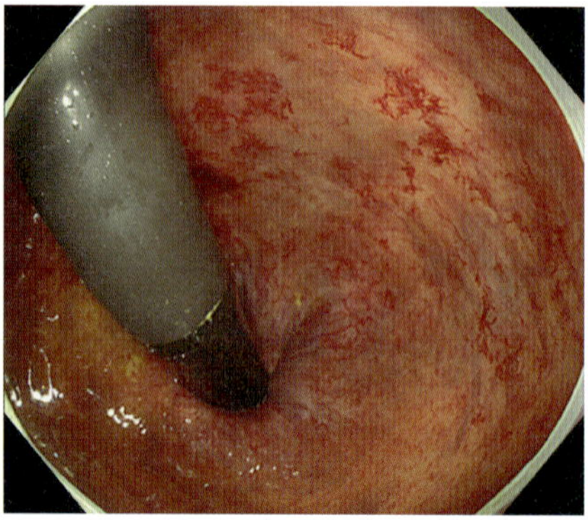

▲直腸前壁（写真上方向）に異常血管を認める

急性出血性直腸潰瘍 疾患解説 ▷ p.86

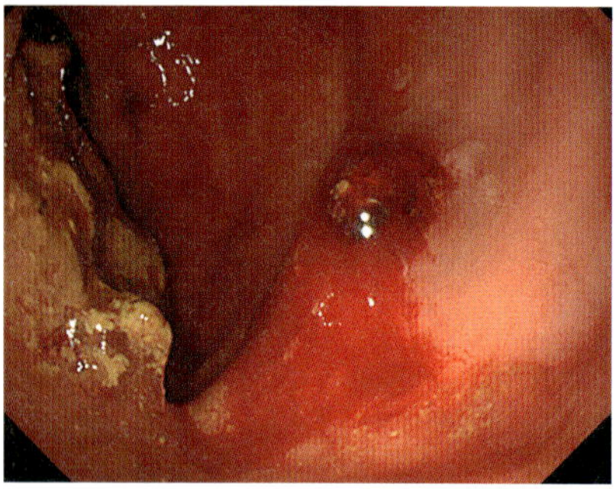

▲直腸壁の潰瘍に露出血管を認める

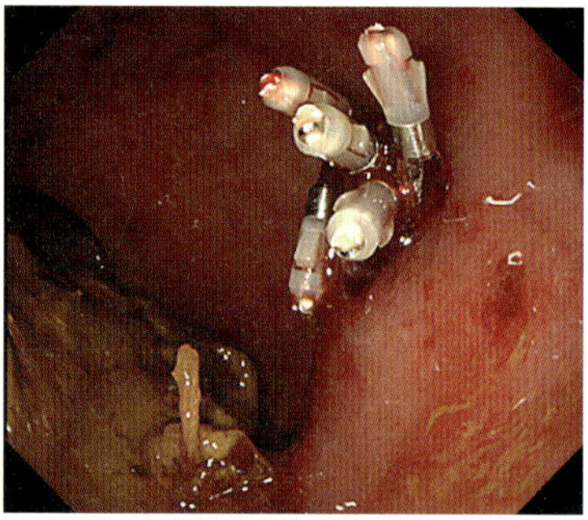

▲この症例はクリッピングした

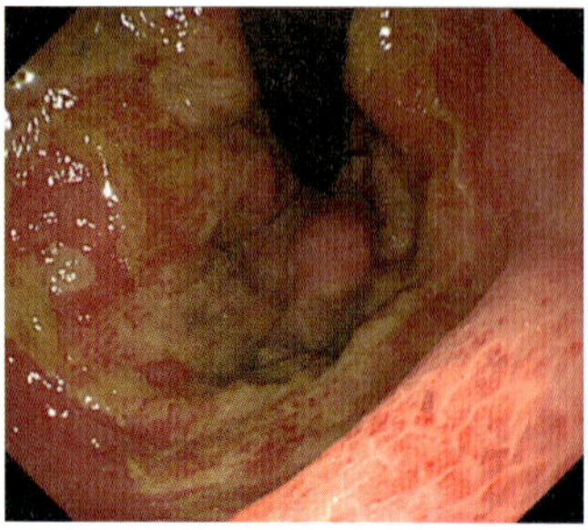

▲糞便塞栓後の直腸潰瘍

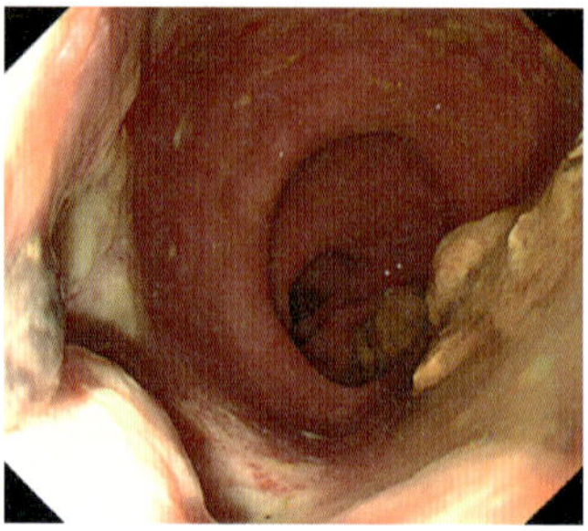

▲NSAIDs 坐薬による直腸潰瘍

index

フローチャート＋アトラスでわかる　肛門疾患の診かた

2025年3月3日　第1版第1刷発行

■執　筆　鈴木紳祐　すずき　しんすけ
松島小百合　まつしま　さゆり
酒井　悠　さかい　ゆう

■発行者　吉田富生

■発行所　株式会社メジカルビュー社
〒162-0845 東京都新宿区市谷本村町2-30
電話　03(5228)2050(代表)
ホームページ　https://www.medicalview.co.jp/

営業部　FAX　03(5228)2059
E-mail　eigyo@medicalview.co.jp

編集部　FAX　03(5228)2062
E-mail　ed@medicalview.co.jp

■印刷所　三報社印刷株式会社

ISBN 978-4-7583-2390-1　C3047